santé-médecine.com

Collection.com-activités

Florence Mourlhon-Dallies
(Université Paris III, Syled-Cediscor)

Jacqueline Tolas
(Université Grenoble III, CUEF)

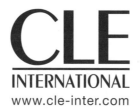

CLE
INTERNATIONAL
www.cle-inter.com

Avant-propos

Santé-médecine.com s'adresse à tous ceux qui désirent améliorer leur pratique du français dans des situations où la santé est en jeu :
– étudiants et travailleurs étrangers habitant en France, appelés un jour ou l'autre à consulter un médecin ;
– professionnels de la santé étrangers (infirmières, internes) venus se former ou s'établir en France ;
– futurs médecins et infirmières qui ont, dans leur pays d'origine, le projet à plus ou moins long terme de s'installer en France.

▶ Accessible à partir de 120 heures de cours de français, ce livret d'exercices et d'activités comporte six parties, allant du plus courant au plus spécialisé.
De l'introduction *Comment ça va ?* à *Profession infirmière* se dessine un itinéraire qui va de la simple expression de la douleur et des noms de maladies à la présentation de l'hôpital, de ses services et de ses métiers.

▶ À l'intérieur de chaque chapitre :
– les aspects culturels et institutionnels *(déroulement d'une consultation, carte Vitale, système de santé)* sont présents au même titre que les objectifs linguistiques *(lexique spécialisé, points grammaticaux articulés aux principaux actes professionnels du domaine : questionnement, description clinique, diagnostic, prescription et conseil)* ;
– un système d'encadrés apporte les informations nécessaires à l'exécution des exercices.

▶ Un corrigé et un mémento étymologique complètent le livre.

Direction éditoriale : Michèle Grandmangin
Édition et maquette : Jean-Pierre Delarue
Illustrations : Eugène Collilieux
Mise en page et couverture : CGI
Recherche iconographique : Christine Varin

Crédit photo couverture :
Ph © Manceau/BSIP

© CLE international, 2004
ISBN : 978-2-09-033180-6

Sommaire

Comment ça va ?

1 **Voici quatre dialogues. Dites à quelle situation de communication correspond chacun d'eux.**

Situation a) : consultation chez un médecin.
Situation b) : salutations dans la rue, par simple politesse.
Situation c) : demande de nouvelles relatives à la santé de quelqu'un.
Situation d) : salutations de bon voisinage, avec une personne âgée.

Dialogue 1
– Bonjour, comment ça va ?
– Ça va très bien, merci. Et vous ?
– Ça va.
– Au revoir !

Dialogue 2
– Bonjour, comment allez-vous depuis l'autre jour ?
– Je vais bien, merci.
– Et votre fils, comment ça va ?
– Il sort de l'hôpital dans dix jours, ça va mieux.

Dialogue 3
– Bonjour, comment allez-vous ?
– On fait aller, malgré l'hiver. [on fait aller = on fait tout pour que ça aille, pour conserver une bonne santé]
– Prenez-bien soin de vous ! Bonne journée, au revoir !
– À la prochaine !

Dialogue 4
– Alors, cher M. Dupont, comment ça va depuis votre dernière visite ?
– Je ne sais pas, docteur, j'ai l'impression que le traitement n'agit pas.
– On va vérifier votre tension.
– Je me déshabille ?

▌ • Quand ça ne va pas...

▶ **Je suis malade *(être malade)* :** j'ai un problème de santé.
▶ **J'ai mal *(avoir mal)* :** je souffre (idée de douleur) / j'ai mal à la gorge, j'ai mal au dos...
▶ **Ça va mal (ou encore ça ne va pas) :** je ne suis pas bien (sens physique ou moral) ou alors j'ai des problèmes (de travail, d'argent...).
▶ **Il va mal *(aller mal)* :** cela exprime plutôt un malaise, soit physique (la tête tourne), soit psychologique (mauvais moral, dépression). Cela peut renvoyer à un état très grave (critique) ou peu grave (bénin).
▶ **Tout va mal !** : la société traverse une crise, tout va mal (cela ne renvoie donc pas forcément au corps ni à la santé).
▶ **On est mal *(être mal)* :** on se sent mal (proche du malaise) ou alors, on est dans une mauvaise situation (langage familier, « ça va mal »).
▶ **Il a du mal à comprendre *(avoir du mal à)* :** il a des difficultés à comprendre.
▶ **Il s'est trouvé mal *(se trouver mal)* :** il a perdu connaissance.

Attention : **avoir mal** (*singulier*) **à la tête** = avoir des **maux** (*pluriel*) de tête. **Un mal/des maux.**

2 Replacez les expressions précédentes dans ces extraits de conversations très courantes en français.

1. *À la cafétéria de l'université :*

Franck : Bonjour, ... ?

Marie : ...., je suis extrêmement fatiguée, j'ai .... à la tête à force de réviser.

Franck : C'est vrai, les examens sont dans dix jours. Et personne n'est vraiment prêt. On .... !

Marie : Avec ces grèves, ce temps affreux, ...

Franck : Au fait, sais-tu que le professeur de littérature ....……………………… ? Il a fallu appeler une ambulance.

2. *Dans un cabinet dentaire :*

Le dentiste : Où avez-vous .... ?

Mme Dupuis : À la gencive, en bas à droite.

Le dentiste : Je vois, il va falloir arracher cette dent. Je vais vous anesthésier, comme cela vous n'.. pas ....

Le dentiste s'active. 5 minutes plus tard.

Mme Dupuis : Au fait, avez-vous des nouvelles de Mme Corbeau ? Elle ...., elle a perdu son emploi et .... sans arrêt .... la hanche. Il va falloir l'opérer. Eh, c'est normal ? J'........... un peu .... malgré l'anesthésie ?

Le dentiste : Oui, c'est logique. Le nerf est très atteint. J'ai .... à atteindre l'arrière de la dent. Mais ça va passer peu à peu.

II • Quelques maladies ou désagréments courants

3 Associez chaque douleur à sa ou ses cause(s) la (les) plus probable(s) :
1. *un lumbago* – 2. *une migraine* – 3. *une otite* – 4. *une colique* –
5. *un torticolis* – 6. *une conjonctivite* – 7. *un ulcère.*

Exemple : J'ai mal à la gorge : j'ai une angine

a) J'ai mal à l'oreille : ....
b) J'ai mal à l'estomac : ....
c) J'ai mal au ventre : ....
d) J'ai mal à la tête : ....
e) J'ai mal au dos : ....
f) J'ai mal au cou : ....
g) J'ai mal à l'œil : ....

4 Même exercice avec la série de maux suivants :

1. *état dépressif* – 2. *de l'anxiété* – 3. *des bouchons de cérumen* – 4. *des maux de gorge* – 5. *un rhume* – 6. *une plaie* – 7. *des troubles du sommeil* – 8. *la nausée* – 9. *une allergie* – 10. *une cystite* – 11. *une amygdalite* – 12. *des insomnies* – 13. *de la myopie* – 14. *de l'acné* – 15. *des contusions* – 16. *une anémie* – 17. *de l'embonpoint* – 18. *des vertiges* – 19. *de la fièvre* – 20. *de l'arthrose* – 21. *de l'incontinence* – 22. *des ballonnements.*

Exemple : Je n'ai plus de souffle : j'ai de l'asthme

a) J'ai des boutons sur le visage : ....

b) Je suis très fatiguée : ....

c) Je vois mal de loin : ....

d) J'ai des démangeaisons : ....

e) Je me réveille la nuit : ....

f) Je dors mal : ....

g) J'ai des idées noires : ....

h) J'ai la tête qui tourne : ....

i) J'ai envie de vomir : ....

j) J'ai des pertes d'urines : ....

k) J'ai une extinction de voix : ....

l) J'ai une digestion difficile : ....

m) J'ai les oreilles bouchées : ....

n) J'ai une température élevée : ....

o) J'ai un bleu : ....

p) J'ai le nez qui coule : ....

q) J'ai 15 kilos de trop : ....

r) J'ai des douleurs à l'articulation du genou : ....

s) J'ai des difficultés pour avaler : ....

t) J'ai des palpitations : ....

u) J'ai des brûlures en urinant : ....

v) Je me suis coupée : ....

III • Mots pour maux

5 En vous aidant au besoin de l'encadré de la page 7, complétez les phrases ci-après (parfois plusieurs réponses sont possibles) :

Maladies – pathologies – affections – troubles – dysfonctionnement – anomalie – irrégularité – malformation – maux.

1. Son .... rénal est la source de toutes les infections urinaires qui l'épuisent.

2. Les .... infantiles comme la rougeole et les oreillons sont combattues efficacement par des vaccins.

3. À l'échographie, on a détecté une .... cardiaque chez ce fœtus. Il faudra envisager une intervention durant la première année de vie.

4. Les fumeurs sont sujets à de nombreuses .... respiratoires.

5. Ses battements cardiaques ont une telle .... qu'il convient de l'hospitaliser rapidement pour des examens complémentaires.

6. Il a toujours des .... de tête violents. Ce doit être une personne sujette à la migraine.

7. De nombreuses .... infectieuses mettent en danger les grands prématurés.

Selon les contextes (conversations quotidiennes ou discussions entre médecins spécialistes) et selon les parties du corps concernées, on emploie en français des termes différents pour désigner les problèmes de santé.

▶ Le terme le plus général et le moins savant est : *maladie.*

▶ *Pathologie* et *affection* sont des termes relevant du lexique médical, plus professionnel.

▶ *Maux*, *affections*, *troubles* sont perçus comme relevant d'un registre de langue soutenu, mais pas obligatoirement très spécialisé.

▶ *Malformation* renvoie à une anomalie du corps constatée à la naissance (ou avant, grâce à une échographie). Elle peut aussi survenir pendant la croissance du nourrisson.

▶ *Anomalie* signifie que quelque chose n'est pas normal (dans le fonctionnement d'un organe ou dans sa forme, comme on peut le constater, par exemple, sur une radio).

▶ Pour désigner les problèmes de santé (liés à une maladie ou à une malformation), on parle de troubles respiratoires, de troubles du sommeil, de troubles cardiaques, de troubles du comportement.

▶ Tout autant que de maladie, on parle couramment d'affection pulmonaire, d'affection des bronches, pour dire qu'un organe donné est atteint.

IV • La grippe : une épidémie saisonnière

6 Quiz : Répondez au questionnaire suivant.

1. *Comment se transmet le virus de la grippe ?*

   a) par le froid et les courants d'air .... ❐

   b) par l'air ambiant et le contact direct .... ❐

   c) par la consommation d'aliments peu nutritifs .... ❐

2. *Quelles sont les personnes susceptibles d'être les plus durement touchées ?*

a) les enfants .... ❑

b) les malades chroniques .... ❑

c) les personnes âgées de 65 ans et plus .... ❑

d) le personnel médical .... ❑

3. *Pendant combien de temps une personne atteinte est-elle contagieuse ?*

a) 2 semaines avant l'apparition des symptômes.......................... ❑

b) 10 jours après le début des symptômes .... ❑

c) environ 6 jours à partir du jour qui précède le début des symptômes........ ❑

4. *Parmi les symptômes suivants, quel est l'intrus ?*

a) courbatures et douleurs musculaires .... ❑

b) mal de tête et congestion nasale .... ❑

c) mal de gorge, toux et fièvre .... ❑

d) douleurs intestinales... ❑

5. *Est-ce que ça vaut la peine de se faire vacciner ?*

a) non, car le vaccin peut même donner la grippe .... ❑

b) oui, parce que le vaccin protège même contre le rhume ...... ❑

c) oui, parce que le vaccin est efficace .... ❑

7 **Lisez maintenant les textes ci-après.**
Sélectionnez des informations qui ne figurent pas dans le Quiz
puis rédigez un texte de synthèse d'une dizaine de lignes qui décrit
cette maladie, la grippe.

Texte 1. *La grippe, une maladie de saison*

Comme chaque année, quand l'hiver approche, la grippe s'installe en France. Malades, personnes âgées, médecins et infirmiers sont encouragés à se faire vacciner.

Il est fréquent, en hiver, de se retrouver quelques jours au lit à cause d'une grippe. Chez les enfants ou les adultes en bonne santé, ce n'est souvent qu'un mauvais moment à passer. Mais la maladie n'est pas aussi inoffensive qu'on pourrait le croire. Chez les personnes fragiles, elle peut avoir de graves complications. 1500 personnes meurent ainsi chaque année en France à cause de la grippe.

C'est pourquoi, en hiver, les personnes âgées et les personnes atteintes d'une longue maladie sont invitées à se faire vacciner. Pour ces personnes, considérées comme « à risque », le vaccin est gratuit. Les autorités des hôpitaux demandent également aux médecins, infirmiers et aides-soignants de faire de même. Car en travaillant au contact des malades, ce personnel est particulièrement exposé au virus de la grippe.

Depuis une semaine, des cas de grippe se sont déclarés un peu partout en France. Les autorités estiment que la situation est normale pour la saison.

Cependant, le Nord est plus touché que le reste du pays. Dans 5 régions, de la Haute-Normandie à l'Alsace, la proportion de personnes grippées est supérieure à 1 sur 1000. Ce qui permet déjà de parler d'épidémie.

Texte 2. *Grippe : 1,2 millions de Français touchés cette semaine*

L a grippe pourrait toucher 2 millions de personnes à la fin de la semaine. L'épidémie est forte mais pas exceptionnelle. Courbatures des muscles, mal de tête, nez bouché, fièvre, mal de gorge et grande fatigue… La grippe dure de 7 à 10 jours. Ce virus a touché en 4 semaines 1,2 millions de personnes et il pourrait en concerner 2 millions d'ici vendredi prochain. Le nombre de personnes touchées devrait ensuite diminuer. C'est l'épidémie de grippe qui a commencé le plus tôt en 20 ans : d'habitude elle se déclare un peu plus tard dans l'hiver.

▶ Attraper la grippe *(familier)*   ▶ Contracter la grippe *(soutenu)*
▶ Passer la grippe *(familier)*   ▶ Contaminer *(standard)*
▶ Avoir la grippe *(familier)*   ▶ être grippé *(standard)*
▶ Prendre en grippe *(familier)* : *se mettre à détester quelqu'un ou quelque chose*

V • Bonne santé, maladie, guérison

8 **Les dessins ci-dessous présentent dans l'ordre chronologique les principales étapes de l'évolution d'une maladie. Associez à chacun d'eux le verbe (ou l'expression) correspondant(e) :**

a) Être en bonne santé   **c)** Tomber malade   **e)** Suivre un traitement
b) Être convalescent   **d)** Guérir/se rétablir.

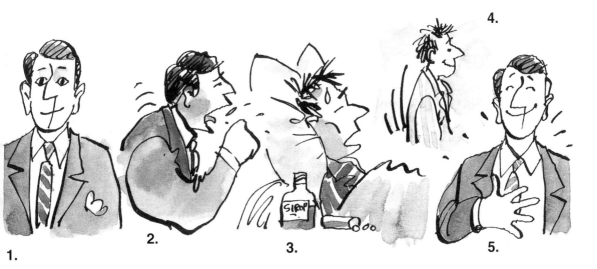

4.

1.   2.   3.   5.

1. Patients et médecins

1 La consultation

I. Le cabinet médical

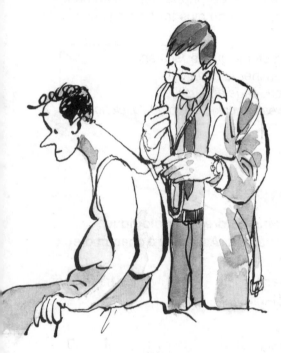

Docteur Pierre WEBER

De la faculté de médecine de Grenoble
C.E.S. de biologie et médecine du sport

Médecine générale

Sur rendez-vous de 8 h à 19 h

t° 04 61 71 81 91

Docteur Christian JACQUES

OPHTALMOLOGISTE

Maladies et chirurgie des yeux

Sur rendez-vous de 9 h à 19 h
t° 01 88 55 43 76

---

9 Quel est le métier de cet homme ? Quel instrument utilise-t-il ? Que va-t-il faire avec ?

II. Avant la consultation : la prise de rendez-vous

10 Construisez le dialogue (téléphonique) d'après le canevas suivant. Vous pouvez également vous aider des plaques médicales représentées ci-dessus.

1. Le patient prend rendez-vous chez le médecin
2. La secrétaire médicale propose un rendez-vous dans 15 jours
3. Le jeune homme essaie de faire avancer la date de consultation
4. La secrétaire médicale propose une date plus proche mais tôt le matin à 8 h 00.
5. Le patient accepte
6. La secrétaire médicale demande le nom, le prénom du patient
7. Il répond

8. La secrétaire médicale demande s'il est déjà venu consulter dans ce cabinet
9. Le patient répond
10. La secrétaire médicale reprécise le rendez-vous le 19 janvier à 8 h 00.
11. Le jeune homme remercie et prend congé
12. La secrétaire médicale prend congé

III. La consultation : principales étapes

UNE CONSULTATION MÉDICALE en France, comprend 6 étapes ritualisées :

1. salutations/prise de contact
2. questionnement du malade (= du patient) par le médecin
3. auscultation et/ou examen de résultats d'analyse, de radios
4. diagnostic
5. prescription (établissement d'une ordonnance et/ou demande d'examens complémentaires)
6. prise de congé (avec paiement ou non)

11 **Qui fait quoi ? Cochez la case correspondante : M (médecin) - P (patient).**

	M P		M P
1. Il prescrit un médicament. .... ❏ ❏		**10.** Il explique où il a mal. .... ❏ ❏	
2. Il patiente dans la salle d'attente... ❏ ❏		**11.** Il demande de décrire les symptômes. .... ❏ ❏	
3. Il ausculte. .... ❏ ❏		**12.** Il rédige l'ordonnance. .... ❏ ❏	
4. Il consulte un spécialiste. .... ❏ ❏		**13.** Il remplit un certificat d'arrêt de longue maladie. .... ❏ ❏	
5. Il prend rendez-vous. .... ❏ ❏		**14.** Il règle les honoraires. .... ❏ ❏	
6. Il prend la tension. .... ❏ ❏		**15.** Il donne sa carte vitale. .... ❏ ❏	
7. Il écoute les bruits du cœur. .... ❏ ❏		**16.** Il recommande du repos. .... ❏ ❏	
8. Il s'allonge. .... ❏ ❏			
9. Il se déshabille. .... ❏ ❏			

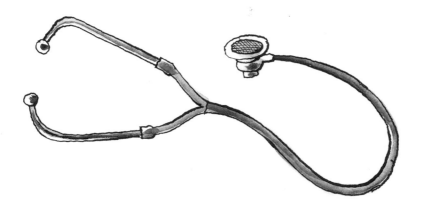

12 À votre avis, à quelle étape de la consultation appartient chacune des répliques suivantes ? Par qui sont elles-prononcées ?

Étape n°	réplique	médecin	patient
	a) Vous prendrez trois sachets de gastripalgite par jour, pendant 10 jours.		
	b) Depuis trois jours, j'ai des brûlures à l'estomac, je dors mal.		
	c) Avant ou après les repas ?		
	d) Vous avez votre carte vitale ?		
	e) Ouvrez la bouche, s'il vous plaît.		
	f) Bonjour docteur, je suis content d'avoir obtenu un rendez-vous cet après-midi. Merci de m'avoir pris en urgence.		
	g) Pourquoi venez-vous au juste ?		
	h) Surtout n'arrêtez pas le traitement, même si cela va mieux.		
	i) Avez-vous des soucis en ce moment ?		
	j) Voici votre ordonnance.		
	k) Je risque de perdre mon travail, je le saurai dans un mois.		

13 Le certificat médical. Simulation de début de consultation [étapes 1, 2, 3]. Vous êtes médecin généraliste. Vous recevez Yannick, 20 ans, joueur de tennis. Il désire renouveler son inscription à son club et a besoin d'un certificat médical de non contre-indication à la pratique de ce sport. Complétez le dialogue :

Médecin : Bonjour monsieur… monsieur Dubois, c'est ça ?

Patient : Yannick Dubois, en effet.

Médecin : ....

Patient : J'ai besoin d'un certificat, un certificat médical de non contre-indication pour pouvoir continuer à jouer au tennis.

Médecin : ....

Patient : J'ai commencé à jouer à 8 ans.

Médecin : ....

Patient : Ma préparation ? Je m'entraîne deux ou trois soirs par semaine, en plus des tournois le week-end.

Médecin : ....

Patient : Du ski, je fais un peu de ski et… de la voile en été.

Médecin : ....

Patient : Non, tout va bien. Je n'ai pas de problème de santé.

Médecin : ....

Patient : Mes antécédents médicaux ? C'est-à-dire ?

Médecin : Des maladies, des blessures, des opérations que vous avez eues il y a peu de temps ou bien plusieurs années.

Patient : J'ai eu les maladies infantiles habituelles : la varicelle, la rougeole et… je sais plus.

Médecin : ....

Patient : Oui, j'ai été opéré du genou, pour une déchirure d'un ligament croisé.

Médecin : À part ça ? Pas de problème cardiaque ?

Patient : Non, ça va.

Médecin : Vous fumez ?

Patient : C'est-à-dire que… j'essaie d'arrêter de fumer mais pour l'instant je n'y arrive pas.

Médecin : ....

Patient : Un demi-paquet par jour.

Médecin : Bon, je vais vous ausculter, déshabillez-vous et asseyez-vous.

Patient : Je m'allonge ici ?

Médecin : ....
....

Patient : Oui, j'ai 11 et quelque habituellement.

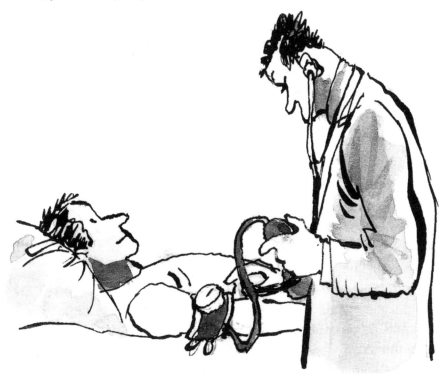

14 Lisez le texte sur la varicelle, puis imaginez une consultation chez le pédiatre (médecin spécialiste des enfants) pour la petite Emma, 2 ans, venue avec sa maman au cabinet. Le pédiatre diagnostique une varicelle, la maman pensait à une allergie.

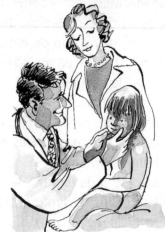

La varicelle est une maladie infantile qui n'est pas très grave. C'est d'abord la fièvre qui survient, suivie un ou deux jours plus tard d'une poussée de boutons qui ont la particularité de gratter terriblement. La plupart des enfants oublie assez rapidement ces quelques jours désagréables. Mais une vingtaine par an en meurt. Dans de très rares cas en effet, la varicelle se complique, provoquant notamment des infections de la peau. C'est pourquoi un vaccin sera peut-être bientôt mis en vente dans les pharmacies du pays.

IV • Tarif et règlement de la visite

MÉDECINS CONVENTIONNÉS OU NON CONVENTIONNÉS :
▶ Ceux qui appliquent le tarif conventionnel (Secteur 1), à savoir les 3/4 des médecins.
▶ Ceux qui sont autorisés à dépasser le tarif conventionnel (Secteur 2), 1/4 des médecins.
▶ Ceux qui n'ont pas signé de convention avec la Sécurité sociale (Secteur 3) ; ils sont très rares.

15 Le règlement de la visite

1. *Avant de prendre congé, vous devez payer la consultation. Vous pouvez :*
   a) payer en espèces .... ❑
   b) payer par carte de crédit .... ❑
   c) payer avec la carte vitale .... ❑
   d) ne rien payer du tout .... ❑

2. *À votre avis, une visite chez un généraliste coûte :*
   a) plus de 80 euros .... ❑
   b) moins de 15 euros .... ❑
   c) environ 20 euros .... ❑

3. *Est-ce que la Sécurité sociale rembourse :*
   a) l'intégralité de la visite (100%) .... ❑
   b) une petite partie (15%) .... ❑
   c) uniquement certaines catégories sociales .... ❑
   d) tous les patients, sur une base conventionnée .... ❑

V • La carte vitale

QU'EST-CE QUE LA CARTE VITALE ?

▶ La carte Vitale est une carte à microprocesseur, dite « carte à puce »,
de la taille d'une carte bancaire et pouvant contenir environ 8 pages
de texte. Gratuite, elle remplace la traditionnelle carte « en papier »
de l'assuré social. La carte Vitale n'est pas un moyen de paiement.
Elle permet au professionnel de santé de prendre en compte immédiatement
les droits de l'assuré et de créer une feuille de soins électronique lors
d'une consultation par exemple.

▶ Depuis le 10 février 2002, une carte Vitale dite « personnelle »
est diffusée pour toutes les personnes de plus de 16 ans qui figuraient
jusqu'alors en tant que bénéficiaires sur la carte Vitale de leurs parents.

▶ *Le contenu de la carte Vitale*
Toutes les cartes Vitale contiennent les informations suivantes :
– nom et prénoms de l'assuré
– numéro de Sécurité sociale
– identité des bénéficiaires
– organisme d'affiliation
– caisse de remboursement
– ticket modérateur
– durée des droits
– éventuellement, couverture
complémentaire.

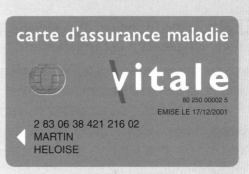

16 La carte Vitale

1. La carte Vitale, c'est :
   a) une carte électronique d'assuré social .... ❐
   b) une carte bancaire pour toute la vie... ❐
   c) une carte d'assuré social qui remplace l'ancienne carte papier .... ❐
   d) une carte qui remplace la carte d'identité .... ❐

2. Grâce à la carte Vitale :
   a) l'assuré peut payer .... ❐
   b) l'assuré n'a plus besoin de remplir ses feuilles de soins après
   une consultation médicale .... ❐
   c) l'assuré est sûr d'être remboursé rapidement... ❐

3. La carte Vitale, pour qui ?
   a) maintenant une seule personne par famille a droit à la carte Vitale............... ❐
   b) toute personne de 16 ans et plus reçoit sa carte Vitale .... ❐
   c) auparavant il n'y avait qu'une carte par foyer .... ❐
   d) afin de faciliter son utilisation, la carte vitale est désormais personnelle .... ❐

2 Diagnostic et prescription

I • Le questionnement

POUR ÉTABLIR LE DIAGNOSTIC, le médecin interroge le patient.

▶ C'est, dans le système médical français, l'occasion d'un questionnement très précis sur les symptômes.

▶ Les questions portent sur la nature des maux *(où a-t-on mal ?)*, sur le moment où survient la douleur ou le malaise *(quand a-t-on mal ?, quand est-on mal ?)*, sur l'intensité de la douleur ou du malaise *(a-t-on très mal ?)*, sa date d'apparition *(depuis quand a-t-on mal ?)*, sa fréquence *(a-t-on mal souvent ?)*.

17 **Voici les réponses d'un malade. Trouvez les questions posées par le médecin pendant la consultation.**

Docteur : Alors, qu'est-ce qui vous amène ?

Patiente : Je ne sais pas ce qui m'arrive. Depuis quelques jours, je ne me sens pas très bien après les repas.

Docteur : .... ?

Patiente : J'ai des aigreurs qui remontent parfois jusque dans la gorge.

Docteur : .... ?

Patiente : Environ une heure après.

Docteur : .... ?

Patiente : Oui, cela me le fait tous les soirs.

Docteur : Ne vous inquiétez pas, c'est assez banal. Je pense que vous avez un simple reflux gastro-œsophagien. Cela se soigne très bien.

18 **Complétez le dialogue ci-après.**

Docteur : ....?

Patient : Ça va mal.

Docteur : ....?

Patient : Je tousse toutes les nuits, je ne dors plus.

Docteur : ....?

Patient : À peu près trois mois.

Docteur : ....?

Patient : Oui, il m'est arrivé de cracher du sang.

Docteur : En l'état actuel, je ne peux pas me prononcer. Mais je vais vous prescrire une radiographie des poumons.

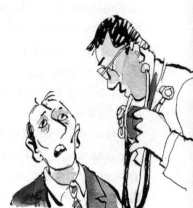

QUAND AVEZ-VOUS MAL ?

Pendant le questionnement, le médecin cherche à situer dans le temps les symptômes.

▶ Certains problèmes de santé se manifestent peu souvent. Ils sont occasionnels, rares, peu fréquents.
▶ D'autres se manifestent régulièrement, ils reviennent toujours au même moment (chaque soir, le matin).
▶ Enfin, certaines douleurs sont constantes, permanentes, continuelles (elles ne s'arrêtent pas, on a mal tout le temps).

19 Complétez chaque phrase à l'aide des marqueurs temporels proposés : *souvent, après, régulièrement, avant, permanent, exceptionnelle, déjà.*

1. La douleur se manifeste chaque jour .... les repas.

2. Avez-vous .... des maux de tête ?

3. Je fais des analyses ....

4. Vous avez donc mal tous les jours sans arrêt, c'est un lancinement ....

5. Je n'ai eu mal qu'une seule fois. Chez moi, cette sorte de douleur au genou est ....

6. Avez-vous .... passé une radiographie du bassin ?

7. Je vomis .... au réveil.

8. J'ai .... eu ce genre de problème deux fois. Mais c'est passé tout seul, à chaque coup.

20 Pendant l'interrogatoire du malade, certaines questions nécessitent des réponses précises. Cochez pour chaque proposition la ou les interprétation(s) possible(s) aux yeux d'un médecin ou d'une infirmière français(e).

1. *Avez-vous pris régulièrement votre température ?* : <u>veut dire</u> : **a)** avez-vous pris votre température quand vous en avez eu envie ❑ – **b)** toutes les heures ❑ – **c)** au réveil, vers 17 h, au coucher ❑

2. *Avez-vous souvent mal à la tête ?* : <u>veut dire</u> : **a)** avez-vous mal tous les jours ? ❑ – **b)** tous les deux jours ? ❑ – **c)** tous les mois ? ❑ – **d)** toutes les semaines ? ❑ – **e)** de temps en temps ? ❑

3. *Docteur, je n'en peux plus !* : <u>veut dire</u> : **a)** je n'en veux plus ❑ – **b)** je suis exténuée ❑ – **c)** je suis un peu fatiguée ❑ – **d)** je suis très fatiguée ❑ – **e)** j'en ai assez d'être malade ❑ – **f)** je ne peux plus supporter cette douleur ❑

4. *Concernant ce mal de dos, avez-vous des antécédents ?* : <u>veut dire</u> :
a) avez-vous souvent mal au dos ? ☐ – **b)** avez-vous déjà eu mal au dos ? ☐
– **c)** vos parents ont-ils eu aussi mal au dos ? ☐

5. *Le bébé de la chambre 25 a une très forte fièvre* : <u>veut dire</u> : **a)** il a 37,5° ☐
– **b)** il a 38° ☐ – **c)** il a 39° ☐ – **d)** 40° ☐

6. *La dame que nous avons envoyée en « réa » est au plus mal* : <u>veut dire</u> :
a) elle n'est pas en grande forme ☐ – **b)** elle est morte ☐ – **c)** elle risque de
mourir ☐

7. *J'ai été opéré de l'appendicite voilà cinq ans* : *voilà cinq ans* peut être
<u>remplacé par</u> : **a)** ça fait cinq ans ☐ – **b)** dans cinq ans ☐ – **c)** il y a cinq ans ☐

II • L'auscultation

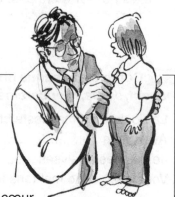

Pour compléter le questionnement, le médecin
pratique généralement une auscultation.

▶ Il peut palper le corps
▶ Il peut prendre la tension
▶ Il peut faire ouvrir la bouche
▶ Il peut contrôler la vue, l'ouïe
▶ Il utilise le stéthoscope pour écouter les bruits du cœur

Le médecin ou le kinésitérapeuthe ou l'infirmière disent souvent :
▶ « on se déshabille » , « on respire fort », « on se lève » pour demander
au patient de se déshabiller, de respirer fort ou de se lever.
▶ Utiliser « on » permet de mettre de la distance dans des situations où
le corps est touché, vu, dénudé.

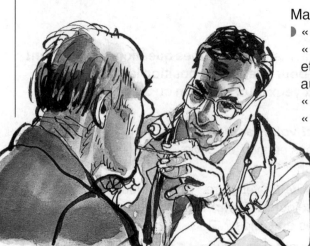

Mais on dit aussi très souvent :
▶ « il va falloir vous déshabiller »,
« vous vous déshabillerez
et je viendrai vous
ausculter »…,
« respirez fort »,
« levez-vous ».

III • La formulation du diagnostic

Vous avez vraisemblablement...

En France, quand un médecin formule son diagnostic, il est très prudent. Il faut donc pouvoir comprendre ou exprimer le doute et la certitude, présenter les choses comme plus ou moins sûres.

> *Si le médecin pense que vous avez la grippe, il dira généralement :*
> ▶ Vous avez vraisemblablement la grippe
> ▶ Je pense que vous avez la grippe
> ▶ Je penche pour la grippe
> ▶ C'est sans doute la grippe
> ▶ Vous avez de bonnes chances d'avoir la grippe
>
> *Si le médecin a des doutes sur la maladie, il dira :*
> ▶ Vous avez probablement une bronchite
> ▶ Cela ressemble à une bronchite
> ▶ Cela pourrait bien être une bronchite
> ▶ Je pense à une bronchite à première vue, mais…
> ▶ Je préfère réserver mon diagnostic et vous prescrire des examens complémentaires
>
> *S'il veut dire que ce n'est pas une certaine maladie :*
> ▶ Ce n'est pas la tuberculose, je suis formel
> ▶ Non, ça ne doit pas être une tuberculose
> ▶ Il y a peu de chances que ce soit une tuberculose

21 **Classez ces débuts de diagnostics du plus certain au moins certain, puis imaginez une suite à ces phrases que vous compléterez en vous référant au contexte médical :**

1. Il y a de fortes chances pour que

....

....

2. Il semble que

....

....

3. Je doute que

....

....

4. Il est probable que

....

....

5. Il est presque certain que

....

....

6. Il est évident que

....

....

22 **Posez les questions en prenant la place du malade. Attention, intégrez bien dans votre question le degré de certitude (ou de doute) exprimé par la réponse du médecin :**

Le malade : Docteur, êtes-vous certain de ce diagnostic ?
Le médecin : Vous avez une inflammation du nerf optique, je suis formel.
        (certitude, affirmation)

Le malade : Docteur, est-il possible / se peut-il / que j'aie encore des rougeurs ?

Le médecin : Après la guérison, ce symptôme peut réapparaître. (possibilité)

Le malade : ....?

Le médecin : C'est sans doute une maladie virale. (probabilité)

Le malade : ....?

Le médecin : On ne peut rien dire pour l'instant. Il faut faire des analyses de sang. (diagnostic en attente)

Le malade : ....?

Le médecin : Cela ne fait aucun doute. Vous êtes guéri. (certitude)

Le malade : ....?

Le médecin : Je penche pour l'instant pour une fracture du tibia. La radio confirmera. (diagnostic presque certain)

IV • La formulation de la prescription

Pour indiquer comment se soigner, le médecin utilise des formulations variées. Il peut parler :

Au présent :
▶ Alors, le matin, vous prenez votre sachet de Gastripalgite avant le petit-déjeuner, puis un autre à midi, avant le repas.

Au futur :
▶ Vous prendrez trois cuillères de sirop au coucher.

À l'impératif :
▶ Buvez deux litres d'eau par jour tant que la fièvre persiste.

Le médecin peut aussi utiliser *le passé composé*, parce qu'il indique oralement au patient ce qu'il lui a prescrit sur l'ordonnance et commente cette prescription :
▶ Je vous ai mis un antibiotique matin et soir pendant 10 jours.

Le plus souvent, le médecin s'exprime vite *(sans verbes)* :
▶ Alors, le matin, deux comprimés d'hypostamone, pour vos allergies, puis à midi, deux autres comprimés. Le soir au coucher, du doliprine 500, une gélule.

Parfois, il interdit ou ordonne :
▶ Il faut que vous preniez votre température toutes les deux heures.

23 Transformez selon le modèle.

Le médecin demande de/d'	*Il dit au patient :*
Ex : Prendre un comprimé le matin.	Prenez un comprimé le matin.
1. Appliquer la pommade sur les boutons.	.... la pommade sur les boutons.
2. Mettre un bandage sur la cheville.	.... un bandage sur la cheville.
3. Faire faire une analyse des urines.	.... une analyse des urines.
4. Consulter un ophtalmologiste pour contrôler sa vue.	.... un ophtalmologiste pour contrôler votre vue.
5. Laisser fondre la pastille sous la langue.	.... fondre la pastille sous la langue.
6. S'arrêter de fumer.	.... de fumer.

24 Reformulez chaque prescription de deux manières différentes.

Ex : Vous prendrez votre température trois fois par jour. *(prenez votre température trois fois par jour / il faut que vous preniez votre température trois fois par jour)*

1. Pour faire votre prise de sang, présentez-vous à jeun !

....

....

2. Deux comprimés de cortisone le matin seulement.

....

....

3. Le vaccin sera à faire en janvier.

....

....

4. Vous irez passer une échographie à l'hôpital Saint-Louis.

....

....

5. Ne lisez pas plus d'une heure par jour.

....

....

6. Un suppositoire le soir au coucher.

....

....

7. Je vous ai donné des antalgiques matin et soir.

....

....

1 Les types de médicaments

I • Les différentes formes de médicaments

25 Écrivez sous chaque dessin ce dont il s'agit. Au choix : des gélules, de la pommade, des gouttes, des suppositoires, des comprimés, du sirop.

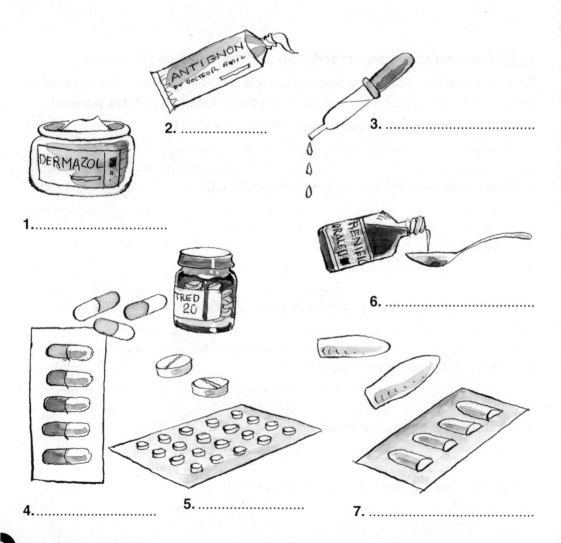

2. ....

3. ....

1. ....

6. ....

4. ....

5. ....

7. ....

26 À boire ou à croquer ?

Voici une liste de formes prises par les médicaments : *comprimé, poudre, gel, gouttes, sirop, suppositoire, granulés, granules (homéopathiques), ovule, patch, pommade, aérosol pressurisé, ampoule.*

a) Que peut-on croquer ? ....

b) Que peut-on boire ? ....

c) Que peut-on passer sur la peau ? ....

d) Que peut-on injecter ? ....

e) Que peut-on mettre ? ....

Le tableau récapitulatif ci-après peut vous aider à répondre.

Formes solides		
▶ Comprimé – *à avaler* – *à sucer* – *à croquer* – *à faire fondre (comprimé effervescent)*		▶ Gélule – *à avaler* – *à vider et à mélanger*
▶ Pastille – *à sucer*		▶ Pilule – *à avaler*
▶ Poudre en sachet – *à diluer*	▶ Granulés – *à diluer, à croquer*	▶ Granules (homéopathiques) – *à laisser fondre sous la langue*
Formes liquides		
▶ Sirop – *à boire*		▶ Suspension – *à boire*
▶ Ampoules – *à boire* – *à diluer* – *à injecter (piqûre)*		▶ Aérosol *(flacon pressurisé)* – *à inhaler* – *à vaporiser (dans la gorge)*
▶ Gouttes – *à mettre dans le nez, dans les yeux (à instiller), dans les oreilles* – *à doser et à diluer dans un verre d'eau*		
Formes dermiques *(visqueuses, filtrant par la peau ou les muqueuses)*		
▶ Pommade – *à passer, à appliquer*		▶ Crèmes, gels – *à passer, à appliquer*
▶ Patch (adhésif) – *à poser, à coller*		
▶ Suppositoire – *à introduire dans le rectum*		▶ Ovule – *à introduire dans le vagin*

27 **Les différents modes d'administration**
Reliez les éléments de la colonne A et ceux de la colonne B.

Colonne A	Colonne B
1. Appliquer	**a)** un aérosol
2. Avaler	**b)** un collyre dans l'œil
3. Badigeonner	**c)** un comprimé avec un peu d'eau
4. Laisser fondre	**d)** deux gélules à chaque repas
5. Prendre	**e)** un suppositoire dans le rectum
6. Introduire	**f)** le comprimé dans la bouche
7. Inhaler	**g)** un patch
8. Injecter	**h)** une pommade
9. Coller	**i)** la partie à opérer avec un antiseptique
10. Instiller	**j)** le produit dans la veine

28 **Le conditionnement**
Rayez les mauvaises réponses :

a) Que peut-on acheter en tablettes : des comprimés ? des granules ? des pastilles ?
b) Que peut-on acheter en dosettes (unidoses) : du sirop ? des gélules ? du collyre ?
des gouttes nasales ? du gel ?
c) Que peut-on acheter en flacons, en bouteilles : du sirop ? des solutions antisep-
tiques ? du collyre ? des gouttes nasales ?

29 **Les dosages**
Classez du plus gros au plus petit :

1. Pour les liquides : **a)** Un verre – **b)** une cuillère à café –
c) 20 ml – **d)** une cuillère à soupe – **e)** une cuillère
à dessert – **f)** 3 ml – **g)** un demi-verre – **h)** 3 gouttes

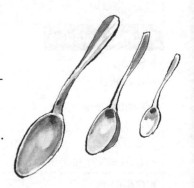

....

2. Pour les pommades : **a)** Une noisette – **b)** une noix –
d) une trace

....

II. La fabrication et la composition des médicaments

30 **Comment les fabrique-t-on ?**
**Remettez dans l'ordre les étapes suivantes, puis écrivez un texte expliquant
la fabrication des médicaments. Utilisez les expressions de la succession
dans le temps : *d'abord, ensuite, puis, enfin, après avoir, une fois...***

1. On choisit une maladie qu'on ne sait pas guérir.
2. On l'autorise à la vente dans les pharmacies.

3. On trouve un moyen de la combattre : une nouvelle molécule.
4. On essaie de mieux connaître la maladie.
5. On juge de son efficacité et de sa qualité.
6. Puis on le teste sur des êtres humains.
7. On le teste sur des animaux.

....

31 **De quoi se composent-ils ?**
Complétez la définition du médicament par : *le principe actif – le ou les*
excipient(s).

Un médicament est un ensemble de deux éléments aussi importants l'un que
l'autre.

.... : C'est la substance active du médicament, c'est lui qui
agit sur l'organisme.

.... : Son rôle est de transporter ....
jusqu'à son lieu d'action dans le corps. C'est lui qui donne sa forme et son goût
au remède. Pour un sirop, les .... peuvent être l'eau et le
sucre. Pour un suppositoire, ce peut être le beurre de cacao.

III. Le rôle des médicaments

32 **À quoi servent les médicaments ?**
Replacez les titres suivants : *Prévenir – Guérir et soigner – Soulager.*
1. ....
Certains médicaments sont faits pour lutter contre la douleur. Par exemple, l'aspi-
rine contre le mal de tête.
2. ....
D'autres permettent de se protéger contre certaines maladies. C'est notamment
le cas des vaccins contre la grippe, le tétanos…
3. ....
Certains médicaments détruisent les microbes. C'est le cas des antibiotiques en
cas d'otite ou d'angine. Ils peuvent aussi aider des organes à mieux fonctionner
(insuline, cortisone…) ou encore apporter ce dont le corps manque (vitamine…).

Des médicaments aux actions ciblées

Les médicaments sont répartis en classes, c'est-à-dire en catégories qui indi-
quent ce qu'ils combattent. En effet, les médicaments agissent sur des symptômes ou sur des dysfonctionnements précis. Le préfixe « anti » signale, en général,
ce contre quoi ils luttent. *Voir tableau page suivante.*

Maux et symptômes à faire disparaître	Médicaments et traitements
1. Les douleurs et inflammations Rhume, Poussée de fièvre, Grippe	**anti-inflammatoires**
Maux de tête : Douleurs légères ou douleurs persistantes Migraine chronique	**antalgiques** **antimigraineux**
2. Fièvres et infections Maux de gorge et bronchite Infection urinaire Otite	**antibiotiques**
3. Les affections respiratoires Toux, toux grasse, toux irritative Asthme : le nombre de diagnostics d'asthme a augmenté de 200 %	**antitussifs** **antiasthmatiques**
4. Les troubles digestifs Diarrhée Maux d'estomac ou ulcère Diabète	**anti-diarrhéiques** **anti-ulcéreux** **anti-diabétiques**
5. Les troubles cardio-vasculaires Hypertension Cholestérol	**antihypertenseurs** **hypocholestérolémiants**
6. Les affections de la peau et des yeux Allergies Acné sévère Conjonctivite	**antiallergiques** **antiacnéiques**
7. Les troubles psychologiques Insomnie Anxiété, angoisse sévère Dépression Délire	**• psychotropes** **– hypnotiques** **– anxiolytiques** **– antidépresseurs** **– neuroleptiques** **• psychothérapie, psychanalyse éventuelle hospitalisation**

33 **Choisissez la classe de médicaments adéquate pour combattre les troubles et les maladies évoqués :**

Exemple : Les causes des maux de tête sont multiples : le stress, la fatigue, la grippe… En général *les antalgiques* en viennent à bout.

1. Courbatures des muscles, mal de tête, nez bouché, fièvre, mal de gorge et grande fatigue… La grippe dure de 7 à 10 jours, point besoin d' ...., il faut prendre son mal en patience.

2. Pour lutter contre l'hypercholestérolémie qui représente un facteur de risque de maladie cardiovasculaire, les laboratoires pharmaceutiques soulignent l'utilité des médicaments de la classe ....

3. Avec ce traitement ...., votre fille pourra se maquiller à nouveau dans un mois.

4. Les Français utilisent énormément d' .... : plus ou moins grave, la « déprime » a touché, en 2000, trois millions de personnes (soit un homme sur dix et une femme sur cinq).

2 Obtention et consommation

I. La délivrance des médicaments

34 **Le pharmacien et les médicaments**
Barrez les propositions inexactes :

1. Le pharmacien exécute l'ordonnance du praticien et délivre les médicaments.
2. Le pharmacien ne peut pas délivrer des médicaments sans ordonnance.
3. Le pharmacien peut prescrire une ordonnance.
4. Le pharmacien exécute des préparations magistrales conformément à la prescription du médecin pour un patient donné.
5. Le pharmacien a la possibilité de substituer au médicament prescrit par le médecin l'un des équivalents génériques, à condition que ni le malade ni le médecin ne s'y oppose.
6. Le pharmacien dispense les conseils nécessaires à l'utilisation des médicaments : rappel des règles de bon usage, efficacité et effets indésirables du médicament…
7. Tous les médicaments sont en vente libre.
8. Le pharmacien doit se tenir au courant des nouveautés thérapeutiques et en particulier des informations concernant les effets secondaires des médicaments, car il est souvent le premier recours, en cas de manifestations physiques inattendues.
9. Le pharmacien joue également un rôle de contrôle des prescriptions.
10. En cas de petit accident (plaie, brûlure, entorse) ou de symptôme banal (mal de gorge, douleur), le malade demande plus facilement conseil à un pharmacien plutôt que de consulter un médecin.
11. Le pharmacien peut participer à la prévention en recommandant par exemple des actions de dépistage.
12. Le pharmacien a l'obligation de travailler avec les laboratoires pour inventer de nouvelles mollécules.

II. L'ordonnance

doivent figurer le nom,
l'adresse, la qualité
et le numéro d'inscription
au conseil de l'ordre
du médecin.
Le praticien (le médecin)
y inscrit le nom et le prénom
du patient ainsi que la date
et signe en bas
de l'ordonnance. En plus
du nom du produit prescrit,
le médecin doit préciser
la posologie, le mode
d'emploi, la quantité
et la durée du traitement,
ainsi qu'éventuellement
le nombre
de renouvellements.

Docteur Christian JACQUES
Ophtalmologiste
Maladies et Chirurgie des yeux
Attaché des Hôpitaux
Diplôme Universitaire de Microchirurgie
Diplôme Interuniversitaire de Chirurgie
D.U Adaptation Lentilles de Contact

24 rue Carnot
35700 RENNES

t° 02 21 62 89 72

e.mail :
c.jacques@voici.fr

CO :

Rennes, le 3 juin 2004

Mme Alice DUPOND

Collyre OCULUM 2000 : Instiller 3 gouttes dans chaque œil 3 fois par jour, pendant 10 jours.

Pommade Oxyde de zinc : Appliquer sur la paupière 2 fois par jour pendant 10 jours.

C.J

URGENCE : HÔPITAL PONTCHALON 02 49 01 75 10

---

35 Retrouvez sur cette ordonnance les différents éléments cités dans l'encadré précédent. Y a-t-il des éléments qui n'y figurent pas ? Y a-t-il des éléments supplémentaires ?

....

....

....

III. Les notices des médicaments

36 Lisez la notice du médicament ci-après. Retrouvez, en les cerclant, les principales parties de cette notice.
1. Interactions médicamenteuses et autres interactions – 2. Conservation – 3. Composition – 4. Propriétés pharmacologiques – 5. Contre-indications – 6. Grossesse et allaitement – 7. Posologie – 8. Précautions d'emploi – 9. Conducteurs et utilisateurs de machines – 10. Mode et voie d'administration – 11. Durée du traitement – 12. Effets non 3 et gênants – 13. Date de révision de la notice – 14. Indications thérapeutiques

37 **Les médicaments en questions**

Répondez à ce quiz.

1. *L'indication du médicament, c'est :*
   a) la liste de ce qui le compose .... ❐
   b) ce qu'il soigne (maladie ou symptôme) .... ❐
   c) son mode d'emploi .... ❐

2. *La composition du médicament, c'est :*
   a) la molécule à la base de ce médicament .... ❐
   b) le nombre de médicaments contenus dans la boîte de médicaments .... ❐
   c) le principe actif et l'excipient qui ont servi à la fabrication de ce médicament .... ❐

3. *Les interactions médicamenteuses sont :*
   a) les conversations que les gens ont à propos de leurs médicaments .... ❐
   b) les incompatibilités et les effets indésirables que peuvent avoir plusieurs médicaments pris en même temps .... ❐
   c) les mélanges de médicaments .... ❐

4. *La posologie, c'est :*
   a) l'art de bien poser les compresses et les pansements .... ❐
   b) le dosage habituel du médicament en fonction du poids et de l'âge du patient .... ❐
   c) la forme du médicament (gélule, comprimé, etc.) .... ❐

5. *Une contre-indication, c'est :*
   a) une allergie au médicament .... ❐
   b) une circonstance dans laquelle un médicament ne doit pas être utilisé .... ❐
   c) un mauvais renseignement sur un médicament... ❐

MAFALGAN 500 mg
PARACÉTAMOL
GÉLULES

IDENTIFICATION DU MÉDICAMENT

COMPOSITION
Paracétamol 500 mg.
Excipients : stéarate de magnésium, gélatine, azorubine (E122), dioxyde de titane (E171), q.s.p. une gélule.

FORME PHARMACEUTIQUE
Gélule.
Boîte de 16 ou de 100 (modèle hospitalier).

CLASSE PHARMACO-THÉRAPEUTIQUE
ANTALGIQUE - ANTIPYRÉTIQUE.

DANS QUEL(S) CAS UTILISER CE MÉDICAMENT ?
Ce médicament contient du paracétamol.
Il est indiqué en cas de douleur et/ou fièvre telles que maux de tête, états grippaux, douleurs dentaires, courbatures, règles douloureuses.
Cette présentation est réservée à **l'adulte et à l'enfant à partir de 27 kg** (soit environ à partir de 8 ans) : **Lire attentivement la rubrique "Posologie".**
Pour les enfants ayant un poids inférieur à 27 kg, il existe d'autres présentations de paracétamol : demandez conseil à votre médecin ou à votre pharmacien.

ATTENTION !
DANS QUEL(S) CAS NE PAS UTILISER CE MÉDICAMENT ?
Ce médicament NE DOIT PAS ÊTRE UTILISÉ dans les cas suivants :
- allergie connue au paracétamol,
- maladie grave du foie.
EN CAS DE DOUTE, IL EST INDISPENSABLE DE DEMANDER L'AVIS DE VOTRE MÉDECIN OU DE VOTRE PHARMACIEN.

MISES EN GARDE SPÉCIALES
En cas de surdosage ou de prise par erreur d'une dose trop élevée, consultez immédiatement votre médecin

Ce médicament contient du paracétamol. D'autres médicaments en contiennent. Ne les associez pas, afin de ne pas dépasser la dose quotidienne recommandée (cf. chapitre Posologie).

PRÉCAUTIONS D'EMPLOI
- Si la douleur persiste plus de 5 jours ou la fièvre plus de 3 jours, ou en cas d'efficacité insuffisante ou de survenue de tout autre signe, ne pas continuer le traitement sans l'avis de votre médecin.
- En cas de maladie grave du foie ou des reins, il est nécessaire de consulter votre médecin avant de prendre du paracétamol.
EN CAS DE DOUTE, NE PAS HÉSITER À DEMANDER L'AVIS DE VOTRE MÉDECIN OU DE VOTRE PHARMACIEN.

INTERACTIONS MÉDICAMENTEUSES ET AUTRES INTERACTIONS
Signalez que vous prenez ce médicament si votre médecin vous prescrit un dosage du taux d'acide urique ou de sucre dans le sang.
AFIN D'ÉVITER D'ÉVENTUELLES INTERACTIONS ENTRE PLUSIEURS MÉDICAMENTS, IL FAUT SIGNALER SYSTÉMATIQUEMENT TOUT AUTRE TRAITEMENT EN COURS À VOTRE MÉDECIN OU À VOTRE PHARMACIEN.

GROSSESSE ET ALLAITEMENT
Le paracétamol, dans les conditions normales d'utilisation, peut être utilisé pendant la grossesse ainsi qu'en cas d'allaitement.
D'UNE FAÇON GÉNÉRALE, IL CONVIENT, AU COURS DE LA GROSSESSE ET DE L'ALLAITEMENT, DE TOUJOURS DEMANDER L'AVIS DE VOTRE MÉDECIN OU DE VOTRE PHARMACIEN AVANT DE PRENDRE UN MÉDICAMENT.

LISTE DES EXCIPIENTS DONT LA CONNAISSANCE EST NÉCESSAIRE POUR UNE UTILISATION SANS RISQUE CHEZ CERTAINS PATIENTS
Azorubine (E122).

COMMENT UTILISER CE MÉDICAMENT ?

POSOLOGIE
La posologie du paracétamol dépend du poids de l'enfant ; les âges sont mentionnés à titre d'information.
Si vous ne connaissez pas le poids de l'enfant, il faut le peser afin de lui donner la dose la mieux adaptée.
Le paracétamol existe sous de nombreux dosages, permettant d'adapter le traitement au poids de chaque enfant.

1136354

2

Un médicament, plusieurs présentations à la vente

DOLIPRINE ADULTE
Paracétamol

Présentation :
Doliprine 500 mg : comprimé sécable (blanc) ; boîte de 16 – Remb. 65 %
Doliprine 500 mg : poudre orale arôme orange ; boîte de 12 sachets – Remb. 65 %
Doliprine 1 g : suppositoire ; boîte de 8. – Remb. 65 %

Indications :
Ce médicament est un antalgique et un antipyrétique qui contient du para-cétamol. Il est utilisé :
– pour faire baisser la fièvre.
– dans le traitement des affections douloureuses.

Posologie usuelle :
1 à 2 comprimés (ou sachets) ou 1 suppositoire, 1 à 3 fois par jour. Ne pas dépasser 3 g de paracétamol par jour. Respecter un intervalle minimal de 4 heures entre 2 prises.

DOLIPRINE NOURRISSON ENFANT
Paracétamol

Présentation :
Doliprine Nourrisson 50 mg : poudre orale (blanc) arôme orange ; boîte de 12 sachets. – Remb. 65 %

Doliprine Nourrisson 80 mg : suppositoire ; boîte de 10 – Remb. 65 %

Doliprine Jeune enfant 125 mg : poudre orale (blanc), arôme orange ; boîte de 12 sachets. Remb. 65 %

Doliprine Jeune enfant 170 mg : suppositoire ; boîte de 10 – Remb. 65 %

Doliprine Enfant 250 mg : poudre orale (blanc) arôme orange ; boîte de 12 sachets. – Remb. 65 %

Doliprine Enfant 350 mg : suppositoire ; boîte de 10 – Remb. 65 %

Posologie usuelle :
20 à 30 mg par kg et par jour, soit :

– Nourrisson de 3 mois à un an : 1 sachet nourrisson 3 à 4 fois par jour, ou 1 suppositoire Nourrisson, 2 à 3 fois par jour.

– Nourrisson de 1 à 2 ans : 2 sachets Nourrisson ou 1 suppositoire Nourrisson, 3 à 4 fois par jour.

– Enfant de 2 à 8 ans : 1 ou 2 sachets Jeune enfant, selon l'âge, 3 fois par jour ou 1 suppositoire Jeune enfant, 3 à 4 fois par jour.

– Enfant de 8 à 15 ans : 1 ou 2 sachets Enfant, selon l'âge, 3 à 4 fois par jour ou 1 suppositoire Enfant, 3 à 4 fois par jour.

---

38 **Après avoir lu attentivement les extraits de dictionnaire pharmaceutique précédents, répondez aux questions ci-dessous :**

1. Qu'est-ce que le doliprine ? Pourquoi le prend-on (quelles sont ses indications) ?
....

2. Quelles sont ses formes à la vente ?
....

3. Pour un enfant de 6 ans, quel est le dosage (la posologie) conseillé (e) ?
....

4. À votre avis, pourquoi le doliprine est-il en vente libre ?
....

IV. Les Français et les médicaments

LES ANTIBIOTIQUES

La France arrive en tête des pays consommateurs d'antibiotiques et dans la moitié des cas la prescription d'antibiotiques serait inappropriée (les enfants en seraient les premières victimes quand ils viennent en consultation pour rhino-pharyngite, grippe, angine…).

En effet, les antibiotiques sont des médicaments qui traitent efficace-ment la plupart des maladies infectieuses, en bloquant la multipli-cation des bactéries (et non des virus) responsables des pathologies. Élaborés à partir de champignons ou produits de synthèse, ces puissants bactéricides sont classés en différentes familles : pénicillines, sulfamides, macrolides, céphalosporines, etc. Un usage exagéré de ces antibiotiques fait parfois apparaître des germes résistants qui deviennent beaucoup plus délicats à traiter.

Heureusement, grâce aux campagnes de sensibilisation, les prescriptions d'antibiotiques tendent à diminuer.

39 **Commentez ce slogan.**

....
....
....
....
....
....

LES ANTIBIOTIQUES … …C'EST PAS AUTOMATIQUE…

LES MÉDICAMENTS GÉNÉRIQUES

Lorsqu'un laboratoire découvre une molécule potentiellement efficace, il dépose un ou des brevets auprès des autorisés compétentes. En France, cette autorité est l'Institut National de la Propriété Intellectuelle et la durée d'un brevet pour un médicament est de vingt ans. Pour rembourser les frais engagés dans la recher-che, le découvreur peut donc commercialiser librement son médicament sans crainte d'être copié. À la fin de cette période de vingt ans, la molécule tombe dans le domaine public. À partir de cet instant, tout autre établissement pharmaceutique peut fabriquer et vendre des médicaments avec cette même molécule. Bien sûr, le médicament copié remplit les mêmes critères de qualité, d'efficacité et de sécurité que le médicament original. C'est ce qu'on appelle un médicament générique. Son principal avantage est son coût : en moyenne, le prix d'un générique est 30 % infé-rieur à celui de l'original. Cela permet chaque année une économie de plusieurs millions d'euros pour l'Assurance maladie.

40 En prenant appui sur le texte précédent, comparez médicament générique et médicament classique.

Les génériques sont des médicaments .... les autres.
Ils sont .... sûrs et efficaces. Ces répliques sont constituées de
.... molécule .... les médicaments découverts
vingt ans auparavant. Ils remplissent les .... critères
de qualité et de sécurité .... les médicaments originaux.
Le prix d'un générique est bien .... élevé .... celui
du médicament d'origine.

41 Définissez en quelques lignes ce qu'est un médicament générique.

« C'est un médicament qui .... et que ....
C'est un médicament dont .... C'est un médicament grâce
auquel .... »

42 Imaginez un slogan pour inciter les gens à accepter plus facilement
les médicaments génériques proposés par leur médecin.

....
....

L'AUTOMÉDICATION *(= le fait de se soigner tout seul, sans consulter
un médecin)*
À la question « Que pensez-vous de l'automédication ? », ils ont répondu :
FLORENT, *responsable informatique :* « Aujourd'hui, on voudrait se sentir mieux
en prenant des médicaments, mais cependant cela reflète surtout un mal de vivre,
on veut se soigner tout seul, dans son coin, sans voir le médecin ».

CORALIE, *étudiante en droit :* « Les médicaments, je les connais bien. Je lis
la presse spécialisée, comme *Santé Magazine* et *Top Santé*. J'ai le dictionnaire
des médicaments *Le Vidal*. Avec toutes ces informations, je sais quels médicaments
demander à mon pharmacien et quelles sont leurs contre-indications. »

FRANÇOISE, *mère de famille :* « Les médicaments, tout le monde en a de pleines
armoires. On pioche dedans quand ça va mal. Pour un rhume, un vomissement.
Les antibiotiques ? Jamais sans voir le docteur. Ils sont d'ailleurs délivrés
sur ordonnance. L'automédication ne concerne en fait que les médicaments
courants ou les médicaments de "confort". »

43 Et vous, quel est votre avis sur l'automédication ? Consomme-t-on
beaucoup de médicaments en vente libre dans votre pays ?

V. Système de santé et protection sociale

▶ Pour que tous les Français puissent aller chez le médecin, acheter des médicaments, se faire vacciner ou opérer, un organisme : la **Sécurité sociale** rembourse à tous une partie de ces frais.

▶ Tout le monde **cotise** (**verse** une somme régulière d'argent) à la Sécurité sociale, excepté certaines personnes qui ont un salaire ou des revenus inférieurs à 6 500 euros par an : ces 4,5 millions de Français bénéficient de la **CMU (Couverture Maladie Universelle)** ; ces personnes présentent une carte Vitale spéciale chez le médecin, chez le dentiste, à la pharmacie, à l'hôpital et ont accès à tous les soins gratuitement.

44 **Barrez les verbes inexacts :**
L'assurance maladie

1. La Sécurité sociale fonctionne de manière solidaire : chacun *[contribue – cotise – verse]*, qu'il soit ou non malade.
2. En France, lorsqu'une personne est malade ou craint de l'être, elle se *[rend – consulte – ausculte]* un médecin de son choix. Celui-ci *[l'examine – l'ausculte – l'analyse]* et éventuellement lui *[prescrit – offre – donne – prédit]* des médicaments.
3. Le patient *[paie – remercie – quitte]* le médecin et les médicaments chez le pharmacien.
4. Une partie de ces sommes est *[rendue – retournée – remboursée]* par un organisme qui s'appelle la Sécurité sociale, une autre partie des sommes *[dépensées – perçues – reçues]* par les Français pour se soigner peut être remboursée par une assurance complémentaire qui est souvent une Mutuelle.
5. Mais certains Français n'ont pas les moyens de se payer une Mutuelle. La somme restante après le remboursement de la Sécurité et de la Mutuelle est payée par le patient. En contrepartie une somme est *[distribuée – relevée – enlevée – prélevée]* chaque mois, sur le salaire ou la retraite des Français, pour alimenter la Sécurité sociale. Cette somme varie selon les revenus.

3. Vaccins et examens médicaux

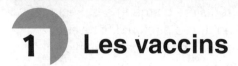

1 Les vaccins

83 % des enfants sont vaccinés contre la rougeole, les oreillons et la rubéole. 68,5 % des plus de 65 ans ont été vaccinés contre la grippe en 2002. 35 % des 0-13 ans sont vaccinés contre l'hépatite B.

I. Le calendrier vaccinal

Âge	Nom du vaccin	Précision
Dès le 1er mois	BCG (tuberculose)	Obligatoire pour entrer en collectivité
À partir du 2e mois	Diphtérie, tétanos, coqueluche, polyomélite	Trois injections à un mois d'intervalle
À partir du 12e mois	ROR (Rougeole, Oreillons, Rubéole)	Pour les filles comme pour les garçons
16-18 mois	Diphtérie, tétanos, coqueluche, polyomélite	1er rappel
Entre 3 et 6 ans	ROR	2e dose
Avant 6 ans	BCG	Obligatoire pour les enfants non vaccinés avant cet âge
6 ans	DTP (diphtérie, tétanos, polyomélite)	2e rappel
11-13 ans	DTP Coqueluche ROR	3e rappel 2e rappel Vaccin de rattrapage s'il n'a pas été fait avant
16-18 ans	DTP rubéole	4e rappel pour les femmes non vaccinées

45 Vrai ou faux ?   Vrai Faux

1. En France, seules les femmes sont vaccinées contre la rubéole.   ❏   ❏
2. Le vaccin contre la tuberculose est obligatoire à la fin
   du premier mois de vie.   ❏   ❏
3. Le DTP est pratiqué en une injection et quatre rappels.   ❏   ❏
4. Le vaccin contre la coqueluche se fait à chaque rappel du DTP.   ❏   ❏
5. Les enfants gardés en crèche ou chez une assistante maternelle
   sont vaccinés plus tôt.   ❏   ❏
6. Le vaccin de type ROR peut être fait après 10 ans.   ❏   ❏

II. Adultes et vaccins

46 Complétez le texte informatif ci-dessous avec les mots suivants :
*antigrippal – injections – femmes – adulte – rappels – être protégé –
la rubéole – délai.*

Les vaccins ne sont pas réservés aux enfants. À l'âge **a)** ....,
des **b)** .... réguliers tous les 10 ans sont indispensables pour
continuer à **c)** .... contre le tétanos, la poliomyélite et la diphtérie.
La première maladie tue encore, chaque année en France, rappelons-le. Si le
d) .... est dépassé, il faudra alors pratiquer deux **e)** ....
à un mois d'intervalle avec un rappel après un an, puis à nouveau tous les dix ans.
La vaccination contre **f)** .... est conseillée chez toutes les
g) .... en âge de procréer non encore vaccinées. Le vaccin
h) .... est recommandé pour les personnes les plus fragiles : personnes
âgées et patients souffrant de certaines maladies graves.

47 Voici un extrait de revue spécialisée, consacré à la prévention
des maladies. Lisez-le attentivement puis répondez aux questions
qui suivent.

Les maux d'ailleurs…

Soleil, plages, palmiers… autant d'éléments qui font rêver. Mais derrière ces
clichés enchanteurs, peuvent se cacher des réalités bien moins réjouissantes.
Gros plan sur les affections les plus courantes et les solutions pour les éviter.

Fièvre jaune

C'est une maladie virale, le plus souvent mortelle, touchant le foie et les reins.
Transmise par une piqûre de moustique, on la trouve en Afrique et en Amérique du
Sud intertropicale. Pour les voyageurs venant d'Europe, un certificat international
de vaccination (valable dix ans à partir du dix-huitième jour qui suit la vaccination)
contre la fièvre jaune est exigé à l'entrée de nombreux pays d'Afrique. Cette vaccination ne peut être effectuée que dans certains centres de vaccination agréés.

Hépatite B

L'hépatite B est une maladie du foie due à un virus à « ADN » de la famille des Hépadnavirus. Le virus se transmet principalement par voie sexuelle ou sanguine. Dans le monde, 350 millions de personnes seraient porteuses de ce virus ; ce dernier entraînerait entre 1 à 2 millions de morts par an.

Certains pays sont plus touchés que d'autres : c'est le cas de l'Afrique, de l'Asie et de l'Amérique du Sud.

La vaccination contre l'hépatite B est conseillée pour les malades insuffisants rénaux, les séropositifs, les hémophiles et bien sûr l'entourage des malades porteurs et le personnel soignant. La vaccination consiste en deux injections intramusculaires espacées d'un mois, suivies d'une vaccination de rappel entre cinq mois et un an après. Elle peut aussi être pratiquée sur les enfants à compter du deuxième mois.

Vrai ou faux ?

	Vrai	Faux
1. On peut se faire vacciner contre la fièvre jaune chez n'importe quel généraliste.	☐	☐
2. La fièvre jaune est une maladie qui touche en priorité le cerveau.	☐	☐
3. Le vaccin contre la fièvre jaune est efficace au bout de trois jours.	☐	☐
4. Un vaccin recommandé est un vaccin obligatoire.	☐	☐
5. L'hépatite B se manifeste par des troubles intestinaux ?	☐	☐
6. La vaccination contre l'hépatite B ne peut se pratiquer que sur des adultes ?	☐	☐
7. Il existe un vaccin contre le sida	☐	☐

Vaccins... et espoir de vaccins

En ce qui concerne le sida, faute de vaccin, la prévention et la vigilance s'imposent toujours et les campagnes d'information demeurent de première nécessité, surtout dans des pays ravagés par le virus et qui ne bénéficient pas des médicaments et traitements disponibles dans les pays « riches ».

2   Les examens médicaux

LE LABORATOIRE D'ANALYSES est dirigé par un médecin ou par un pharmacien biologiste. Les infirmières effectuent les prélèvements, les techniciennes de laboratoire s'occupent des dosages, les secrétaires gèrent l'accueil des patients et s'occupent des dossiers administratifs.

LE CABINET RADIOLOGIQUE comprend :

▶ un ou des médecins radiologues spécialistes qui exécutent les prescriptions médicales ; ils peuvent aussi d'eux-mêmes prescrire d'autres actes radiologiques.
▶ les manipulateurs radio, qui effectuent les radios.
▶ les secrétaires qui assurent l'accueil des patients et la gestion des dossiers administratifs.

48 **Voici cinq cas nécessitant des examens. Indiquez pour chacun d'eux, ce que le médecin a prescrit :**

Cas n° 1 : enfant accidenté, est tombé en avant sur les mains, ressent de vives douleurs au poignet.

Cas n° 2 : homme, 60 ans, obèse, fumeur, douleurs thoraciques en barre derrière le sternum, douleurs au poignet, au bras gauche, et à la mâchoire.

Cas n° 3 : homme, fièvre, toux persistante, point de côté.

Cas n° 4 : femme, brûlures urinaires, envies fréquentes d'uriner.

Cas n° 5 : femme habituellement non migraineuse, se plaint de maux de tête avec des troubles de l'équilibre.

Le médecin a prescrit :

a) dans le cas n° ...., une CBU ou cytobactériologie urinaire qui se pratiquera au laboratoire d'analyses.

b) dans le cas n° ...., un E.C.G ou électrocardiogramme et des dosages sanguins qui se pratiqueront au .... et au ....

c) dans le cas n° ...., une radio pulmonaire qui se pratiquera au ....
....

d) dans le cas n° ...., une radiographie de l'avant-bras, qui se pratiquera au ....

e) dans le cas n° ...., une TDM ou scanner ou une IRM qui se pratiqueront au ....

I. Les examens biologiques

▶ La numération formule sanguine (N.F.S) : numération des globules rouges et blancs (avec leurs proportions respectives) et numération des plaquettes.
▶ La vitesse de sédimentation (V.S) : vitesse à laquelle les globules rouges du sang s'agglomèrent entre eux, et dosage de la CRP (protéine C. réactive) : témoins de l'existence d'une inflammation.
▶ L'ionogramme sanguin : examen qui permet de connaître la concentration des principaux composants ioniques du sang : le potassium, le sodium, les bicarbonates.

– La mesure du calcium est un dosage spécifique.
– La glycémie : dosage du glucose dans le sang.
– La créatinine : témoin du fonctionnement rénal.
– Le bilan hépatique : transaminases, phosphatases alcalines, bilirubine, gamma GT, etc.
– Le bilan lipidique : dosage du cholestérol et des triglycérides.

NB : Les examens des urines : cytobactériologie urinaire à la recherche d'une infection urinaire, avec antibiogramme si nécessaire (recherche in vitro de la sensibilité des bactéries aux antibiotiques).

LA PRISE DE SANG

Du point de vue du malade, la prise de sang est un examen simple, indolore et rapide. On prélève quelques centilitres de sang au pli du coude, le patient étant à jeun dans la plupart des cas. La technique est la suivante : après avoir serré le bras à l'aide d'un caoutchouc (pour faire gonfler les veines), l'infirmière introduit une aiguille dans une veine de l'avant-bras ou du pli du coude, en suivant des règles d'asepsie rigoureuses. Puis en fonction du nombre et de la quantité d'examens demandés, elle recueille le sang soit à l'intérieur d'une seringue, soit à l'intérieur de petits tubes qui seront immédiatement étiquetés. Après la prise de sang, il faut appuyer sur le lieu de la piqûre pendant une minute ou deux et apposer un petit pansement compressif. Les prises de sang permettent de très nombreux dosages.

49 **Répondez aux questions en prenant appui sur le texte précédent.**

1. Qui ? : ....
2. fait quoi ? : ....
3. À qui ? : ....
4. Où ? : ....
5. Comment ? : ....
6. Pourquoi ? : ....

Ce que révèle la prise de sang :

La numération formule sanguine (NFS) permet de connaître le nombre de cellules sanguines circulant : les globules rouges, les globules blancs et les plaquettes. Elle donne d'autres renseignements sur les globules rouges, leur volume, le taux d'hémoglobine, et l'hématocrite.

Les globules rouges ou hématies (au nombre de 4 500 000 à 5 000 000 par ml) sont les éléments du sang qui transportent l'oxygène que nous respirons vers les différents organes du corps pour leur permettre de fonctionner. Si l'hémoglobine est inférieure à la moyenne, on parle d'anémie dont la cause la plus fréquente est le manque de fer. Elle se manifeste par une fatigue inhabituelle et un essoufflement plus important.

Les globules blancs ou leucocytes (au nombre de 5 000 à 7 000 par ml) sont les éléments du sang qui luttent contre les infections : dans le cas d'une infection par une bactérie, les globules blancs sont élevés, il baissent souvent dans le cas d'une infection par un virus et le pourcentage des lymphocytes est plus élevé.

Enfin les plaquettes ou thrombocytes sont responsables, avec d'autres éléments, de la coagulation du sang.

50 Lisez le texte ci-dessus et complétez le tableau suivant.

Les éléments qui composent le sang	Leur rôle
....	....
....	....
....	....
....	....
....	....
....	....

LA VS OU VITESSE DE SÉDIMENTATION

Il est préférable d'être à jeun avant le prélèvement (prise de sang veineux) et il est utile de signaler les éventuels traitements en cours, certains médicaments pouvant modifier la VS. Cette analyse permet d'observer la sédimentation des globules rouges du sang et mesure au bout d'une heure et de deux heures, la hauteur du plasma surnageant. Le médecin prescrit cette analyse dans le cas d'un bilan de santé, d'un bilan d'une fatigue prolongée, d'un bilan d'une maladie auto-immune, d'une infection, d'une anémie. Cette analyse est utilisée pour le dépistage et la surveillance des processus inflammatoires et infectieux.

Les valeurs normales de la VS : la VS est inférieure à 7 mm à la première heure et inférieure à 20 mm à la deuxième heure.

51 Complétez le texte par les mots suivants : *inflammation – âge – anémie – grossesse.*

Interprétation des résultats : Physiologiquement, la VS augmente avec

a) l' .... (après 45 ans) et au cours de la **b)** ....

où elle peut atteindre 40 à 50 mm à la première heure. La VS est augmentée

ou accélérée en cas **c)** d'..................................... et/ou **d)** d'...................................

Il ne s'agit pas cependant d'un examen très spécifique, ni très sensible

c'est-à-dire que la VS peut être normale au tout début d'un processus

inflammatoire et elle peut augmenter dans d'autres circonstances

qu'une inflammation.

Lisez le compte-rendu d'analyses suivant :

Yves Xavier
Pharmacien biologiste
Guy Durand
Médecin biologiste

COMPTE RENDU D'EXAMENS

M. Dupont Jean   Dr Candat Paul
17 rue de la Liberté   34 rue de la Bastille
38100 GRENOBLE   38000 GRENOBLE

Né le 23/05/1949
Ref : 1082937045 / 1
Prélèvement du 25/05/04

HÉMATOLOGIE

Numération formule sanguine
Hématies :	3,90 T/L	(4,50 à 6,50)	13/06/02 4,87
Hémoglobine :	101 G/l	(130 à 170)	13/06/02 155
Hématocrite :	40 %	(40,0 à 50,0)	13/06/02 45,0
CCMH. :	347 g/l	(320 à 360)	
TCHM. :	30 pg	(27 à 32)	

Leucocytes :	5,64 G/l	(4,00à10,00)	13/06/02 6,76
Polynucléaires Neutrophiles :	3,54 G/l	soit 62,8 %	
Polynucléaires Éosinophiles :	0,11 G/l	soit 2,0 %	
Lymphocytes :	1,44 G/l	soit 25,6 %	
Monocytes :	0,40 G/l	soit 7,1 %	

PLAQUETTES :	183 G/l	(150 à 500)	3/06/02 223

VITESSE DE SÉDIMENTATION
1re heure :	14 mm	13/06/02 8

---

52 **Observez le compte-rendu d'analyses et relevez :**

1. Le nom du patient : ....

2. Son âge : ....

3. Le nom du médecin qui a prescrit l'examen : ....

4. Les noms des directeurs des laboratoires d'analyse et leur spécialité : ....

....

5. La date du prélèvement : ....

Le bilan montre : (Reportez-vous aux valeurs de référence c'est-à-dire aux valeurs normales)

6. – Un taux d'hématies :   bas ❐   élevé ❐

7. – Un taux d'hémoglobine :   supérieur ❐   inférieur à la normale ❐

8. – Un taux de plaquettes :   normal ❐   bas ❐   élevé ❐

9. Comparer la VS effectuée lors de ce prélèvement : est-elle supérieure – inférieure – sensiblement égale à celle de l'examen précédent effectué par le patient ? ....

L'EXAMEN D'URINES

Pour rechercher une infection urinaire, on effectue un examen cytobactériologique des urines. Le prélèvement est réalisé au laboratoire après désinfection soigneuse de la région génitale. Le premier jet est éliminé et on garde le reste pour l'examen.

Le germe responsable peut être trouvé en cas d'infection. Parfois, notamment si la personne a déjà débuté un traitement, le seul signe d'infection est une élévation du nombre de globules blancs (leucocyturie).

D'autres anomalies peuvent être dépistées lors d'un examen urinaire. La présence de sang sera le signe d'une maladie rénale ou génito-urinaire. Le sang est parfois présent sans qu'on le voie, mais si les urines deviennent rouges, il faut consulter un médecin. La présence de protéines d'origine sanguine, qui, en temps normal, ne franchit pas la barrière que représente le rein, traduit une maladie rénale. Cette recherche peut s'effectuer avec une bandelette réactive, mais un test positif sera contrôlé par un examen au laboratoire, après repos allongé, car l'on retrouve parfois des protéines (en faible quantité toutefois) après une station debout prolongée ou après un effort intense. L'étude conjointe des examens sanguins et des examens urinaires permet de diagnostiquer de multiples maladies. On contrôle ainsi le ionogramme urinaire.

53 **Cochez la bonne réponse :**

1. *Le prélèvement pour une analyse urinaire :*
    a) s'effectue dans des conditions d'hygiène très strictes............................... ❐
    b) s'effectue chez le médecin. .... ❐
    c) se fait au laboratoire d'analyses médicales.. ❐

2. *Une cytobactériologie ou CBU sert à détecter :*
    a) une infection urinaire seulement. .... ❐
    b) une infection urinaire et aussi d'autres anomalies. .... ❐
    c) la présence de sang dans les urines... ❐
    d) une maladie rénale. .... ❐

3. *La présence de sang dans les urines :*
    a) peut être le signe d'une maladie génitale. .... ❐
    b) traduit une infection. .... ❐
    c) n'est pas toujours visible. .... ❐
    d) s'appelle une hématurie. .... ❐

II. Les examens radiologiques

Enregistrement de la tension artérielle : examen holter.
Imagerie obtenue par les rayons x : radioscopie, radiographie :
Angiocardiographie, angioscanner, artériographie, coronarographie,
tomographie, scanographie, urographie.
Imagerie obtenue avec les ultrasons : échographie.
Imagerie obtenue par la résonance magnétique nucléaire : IRM.
Imagerie dessinée par les isotopes radioactifs : la scintigraphie.
Examen électrique : électrocardiogramme.

LE SCANNER

Le scanner est un appareil prodigieux qui permet de scruter l'intérieur du corps en l'examinant par tranches horizontales successives qui restituent fidèlement l'anatomie humaine. Appareil de radio-diagnostic, composé d'un système

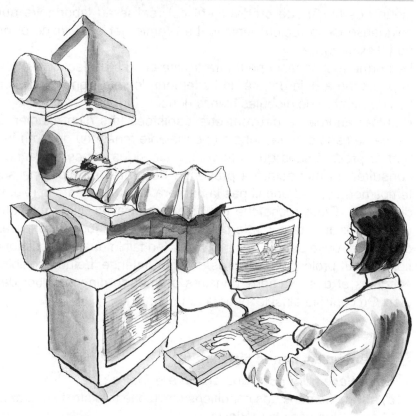

de tomographie et d'un ordinateur qui rassemble les données obtenues sur un écran, le scanner explore l'organisme au moyen de rayons « X ».

L'appareil ressemble à une grosse boîte percée d'un grand trou central dans lequel se déplace le lit d'examen, ce n'est pas un tunnel fermé.

Une source de rayons X, tourne autour du patient couché. Un ordinateur analyse les informations et traduit en images sur un écran de télévision les différentes coupes. Celles-ci sont interprétées par le radiologue.

Inventé par le professeur Hounsfield en 1972, le scanner a bouleversé la médecine. Si cette technique n'a pas supprimé les autres modes d'exploration, elle évite certaines investigations difficiles et douloureuses et permet l'étude de certains organes qui, jusque-là, restaient pratiquement invisibles.

54 Cochez la bonne réponse :

1. *Le scanner, c'est :*
   a) un appareil .... ❑
   b) une technique d'imagerie qui utilise les rayons X........................ ❑
   c) un examen biologique .... ❑

2. *Le scanner se présente comme :*
   a) un tunnel fermé .... ❑
   b) un tunnel ouvert .... ❑
   c) une table d'examen qui coulisse dans un tunnel le corps de l'appareil ...... ❑

3. *Le scanner sert à :*
   a) scruter l'intérieur du corps humain .... ❑
   b) à mesurer la densitométrie osseuse .... ❑
   c) diagnostiquer des pathologies abdominales .... ❑

55 Complétez la définition en utilisant les pronoms relatifs suivants : *qui – grâce auxquelles – dont – dans lequel – sur lequel – que – dont.*

Le scanner est un appareil récent **a)** .... on doit l'invention au professeur Hounsfield.

Il permet de réaliser un examen **b)** .... le médecin a prescrit

et **c)** .... on ne doit pas avoir peur car il n'est pas douloureux. C'est

un examen **d)** .... utilise les rayons X émis par un arceau rotatif

e) .... glisse le lit d'examen **f)** .... est allongé le patient.

Il donne des images en coupe du corps humain **g)** .... on peut

diagnostiquer des pathologies abdominales, neurologiques, thoraciques, orthopédiques.

56 Mettez au passif :

Exemple : En 1972 le professeur Hounsfield a inventé le scanner.
Le scanner a été inventé par le professeur Hounsfield en 1972.

1. On allonge le corps du patient sur une couchette confortable.

....

2. Un ordinateur analyse les informations.

....

3. Le scanner a révolutionné la médecine.

....

L'ÉCHOGRAPHIE DU CŒUR

Lors de l'examen, le patient est installé, torse nu, allongé sur le coté gauche. Le médecin place sur sa poitrine une sonde, le contact avec la peau est assuré par un « gel » qui conduit les ultrasons.

La durée de l'examen est très variable suivant le cas : de l'ordre de 20 minutes en moyenne.

La sonde, alternativement, fonctionne comme émetteur et récepteur : elle émet des ultrasons. Ceux-ci sont réfléchis par le cœur, qui renvoie à la sonde des « échos ». Ces échos sont analysés en temps réel par l'ordinateur intégré à l'échographe, qui déduit la forme et les mouvements du cœur. L'appareil recrée ainsi l'image du cœur, qui apparaît en mouvement sur l'écran.

L'I.R.M.

La technique de l'imagerie par résonance magnétique nucléaire repose sur les modifications entraînées par un champ magnétique. Ces modifications sont enregistrées par des ordinateurs qui les transforment en images. Chaque partie du corps réagit. Les images sont donc différentes en fonction du type de tissus. Il y a possibilité de faire des coupes dans tous les plans et en trois dimensions. L'appareil est une énorme machine dans laquelle on peut introduire le corps en entier ; aucun rayon X n'est émis par cet appareil. Cet examen ne nécessite aucune préparation particulière. Il n'est pas douloureux, mais parfois difficile à supporter. Assez long, il nécessite une immobilité parfaite. De plus cet examen est très bruyant. Pour les personnes sujettes à la claustrophobie, il peut être utile de prendre un anxiolytique une heure avant l'examen.

57 **Après avoir lu les textes concernant le scanner, l'échographie et l'IRM, complétez le tableau A :**

Tableau A

	Le scanner ou tomodensito-métrie TDM	Échographie	IRM
Préparation Avant l'examen.	....	....	....
Mode d'exploration.	....	....	....
Parties du corps explorées.	....	....	....
Effets indésirables ou secondaires.	....	....	....
Permet de diagnostiquer.	....	....	....

58 En utilisant les données de ces deux tableaux B et C, vous décrirez oralement ces 6 examens suivants :

Tableau B

	1. La mammographie	2. La radiographie	3. L'écho Doppler
Préparation avant l'examen.	Aucune	Aucune, parfois injection de liquide opaque aux rayons X	Aucune
Mode d'exploration.	Rayons « X »	Rayons « X »	Les ultrasons
Parties du corps explorées.	Les seins	Poumons, cœur, squelette	Artères, veines
Effets indésirables ou secondaires.	Liés à l'irradiation, inconfort	Liés à l'irradiation	Aucun
Permet de diagnostiquer.	Tumeurs bénignes, kystes, cancer, nodule, fibrome	Fracture, tumeur, Pneumonie.	Thrombose, sténose, obstruction, rétrécissement, calcifications vasculaires

Tableau C

	4. Endoscopie digestive	5. Ostéodensitométrie	6. La coronarographie
Préparation avant l'examen.	Être à jeun dans la plupart des cas, anesthésie pour le confort, lavement	aucune	Sonde avec injection d'iode
Mode d'exploration.	Introduction d'un fibroscope	Les rayons X	Résonance magnétique nucléaire
Parties du corps explorées.	L'estomac, le colon, le rectum	Les os : le col fémoral, le rachis	Artères coronaires
Effets indésirables ou secondaires.	Vomissements, douleurs, perforation du rectum	Liés à l'irradiation	Hémorragie au point de ponction. Chaleur diffuse dans le corps
Permet de diagnostiquer.	Un ulcère, une gastrite, une tumeur	L'ostéoporose par la mesure de la densité osseuse	Thrombose, sténose, spasme des artères coronaires

4. L'hôpital

CENTRE HOSPITALIER UNIVERSITAIRE OU CHU

L'hôpital est un établissement public de santé, il assure 4 missions fondamentales :

▶ Les soins

▶ La prise en charge des urgences

▶ L'enseignement et la recherche
24 h sur 24, 365 jours sur 365, les urgences, les laboratoires, le service de radiologie, la pharmacie participent au bon fonctionnement de l'hôpital. Le CHU gère 10 écoles : une école médicale de sages-femmes et des écoles paramédicales (infirmières, kinésithérapeutes, manipulateurs radio…) ; il participe à la formation des étudiants en médecine et en pharmacie.

▶ Les équipes de l'hôpital sont en concurrence avec les cliniques privées qui pour la plupart sont conventionnées.

▶ La médecine en France s'exerce sous le contrôle du conseil de l'ordre : les diplômes, la pratique dans les hôpitaux. Les remboursements, eux, sont effectués par la Sécurité sociale et fonctionnent selon les principes de ce puissant organisme.

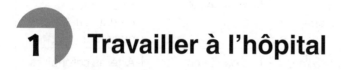

1 Travailler à l'hôpital

I. Principaux métiers

PLUS DE 150 MÉTIERS sont exercés en milieu hospitalier ; plusieurs équipes composent chaque service. 75 % du personnel est féminin. À l'hôpital, chaque intervenant porte un badge, indiquant son nom et sa fonction (médecin, étudiant hospitalier, personnel hospitalier, personnel technique, personnel administratif). On distingue l'équipe médicale et l'équipe soignante.

L'ÉQUIPE MÉDICALE

59 Associez, par une flèche, chaque catégorie d'intervenant à son rôle au sein de l'hôpital.

1. Le chef de service	**a)** il est installé en ville et travaille à temps partiel comme médecin à l'hôpital.
2. Le chef de clinique	**b)** il se renseigne sur les antécédents du patient avant une intervention ; il « endort » le patient.
3. L'interne	**c)** ce médecin poursuit à l'hôpital sa spécialisation. Il examine les personnes hospitalisées, quotidiennement.
4. L'étudiant(e) en médecine	**d)** c'est un futur médecin en formation.
5. L'anesthésiste	**e)** il est responsable de l'organisation du service et des traitements qu'on y dispense.
6. L'attaché	**f)** Il exerce sa spécialité, supervise internes et étudiants et veille au fonctionnement quotidien du service. C'est souvent un chercheur, qui peut aussi exercer à la faculté comme enseignant.

L'ÉQUIPE SOIGNANTE

60 Qui fait quoi ?

a) Le cadre infirmier supérieur (surveillant(e) générale)
b) Le cadre infirmier (surveillant(e))
c) L'infirmière

d) L'aide-soignante
e) L'assistante sociale
f) Le kinésithérapeute

1. Elle aide à résoudre les difficultés administratives et familiales. .... ☐

2. Il rééduque les personnes fracturées ou opérées... ☐

3. Elle prépare les lits, distribue les repas, maintient l'hygiène de la chambre. .... ☐

4. Elle donne les soins sur prescription médicale et surveille l'état des patients. .. ☐

5. Il/elle est responsable des soins infirmiers et de l'accueil dont il coordonne les différentes étapes. .... ☐

6. Il/elle assure la gestion et l'organisation des soins infirmiers ainsi que la liaison avec l'administration... ☐

II. Hiérarchie et formation

▎ En dehors des services administratifs, la partie médicale est assurée selon la hiérarchie suivante : **le patron**, qu'on appelle monsieur, est professeur agrégé et donne des cours à la faculté de médecine. Il est assisté de **chefs de clinique**, souvent également chargés d'enseignement.

▎ **Les internes**, déjà reçus médecins ou en fin d'études, ayant réussi le concours de l'internat, continuent leur formation dans une spécialité.

▎ **Les externes** sont des étudiants de 4e année ou plus de médecine qui travaillent à mi-temps à l'hôpital.

▎ **Pour être médecin**, huit ans au minimum sont nécessaires, ainsi que la rédaction d'une thèse.

▎ **Les infirmières** (diplômées) sont aidées par **les aides-soignantes** (diplômées).

61 **Décrivez la formation nécessaire à l'exercice de cette profession en utilisant les données suivantes :**

Sage-femme	
Âge d'admission	18 ans
Conditions d'admission Diplôme requis	Baccalauréat
Formation Concours d'entrée	Concours de fin de 1re année de médecine (PCM1) 1er cycle médical 1re année
Durée des études	1 an PCM1 + 4 ans, ESF (école de sages-femmes)
Enseignement théorique	1 820 heures
Enseignement pratique	4 370 heures

....

....

....

....

....

....

III. Spécialistes et spécialités

62 Consultez la liste des préfixes, suffixes et radicaux page 84 de votre livre pour compléter les phrases qui définissent les spécialités suivantes :

Exemple : le préfixe **angio-** signifie vaisseaux, le suffixe **-logie**, signifie science, étude de. Ainsi l'**angiologie** étudie les maladies des vaisseaux, le spécialiste c'est l'**angiologue**.

1. **Angiologie :** Partie de l'anatomie qui étudie les maladies des ....
2. **Cardiologie :** Étude du ....
3. **Cytologie :** Partie de la biologie qui étudie ....
4. **Dermatologie :** Partie de la médecine qui étudie et soigne les maladies de la ....
5. **Génétique :** Branche de la biologie, science de l'hérédité.
6. **Gériatrie :** médecine de ....
7. **Gynécologie :** Branche de la médecine consacrée à l'étude de l'organisme de la ....
8. **Histologie :** Branche de la biologie traitant de la structure microscopique des tissus.
9. **Immunologie :** Étude de l'immunité (apparition, développement, conséquences d'ordre prophylactique et thérapeutique).
10. **Neurologie :** Branche de la médecine qui étudie l'anatomie, la physiologie et la pathologie du ....
11. **O.R.L. (oto-rhino-laryngologie) :** étude des affections de la ...., des .... et des ....
12. **Pédiatrie :** Branche de la médecine qui traite des maladies des ....
13. **Pneumologie :** Étude du ....
14. **Podologie :** Étude du ....
15. **Psychiatrie :** Partie de la médecine qui étudie et traite les maladies mentales, les troubles pathologiques de la vie psychique.
16. **Radiologie :** Partie de la médecine qui étudie l'application des rayons X et d'autres rayonnements à des fins diagnostiques et thérapeutiques.

63 Quel est le nom du spécialiste ?

Exemple : Chirurgie/chirurgien

Génétique/ ....　　Néphrologie/ ....
Dermatologie/ ....　　Phoniatrie/ ....
Endocrinologie/ ....　　Neurologie/ ....
Gériatrie/ ....　　Obstétrique/ ....
Gynécologie/ ....　　Orthopédie/ ....
Hématologie/ ....　　Pédiatrie/ ....
Homéopathie/ ....　　Ophtalmologie/ ....

64 Les noms de spécialistes se terminent par quatre suffixes différents. Quels sont-ils ?

1. ....　　2. ....　　3. ....　　4. ....

IV. Les différents services

65 Associez chaque service à sa spécialité :

Le service	(fonction)
1. de rhumatologie	**a)** traite des virus.
2. de toxicologie	**b)** traite le suivi de la grossesse et des accouchements
3. de néphrologie	**c)** s'occupe des poisons.
4. de virologie	**d)** s'intéresse aux pathologies rénales.
5. d'obstétrique	**e)** traite des affections des articulations, muscles et tissus.
6. de pédopsychiatrie	**f)** s'intéresse aux troubles psychologiques de l'enfant et de l'adolescent.

66 **Dites quel est le domaine d'intervention de chaque service ou pavillon figurant sur ce plan :**

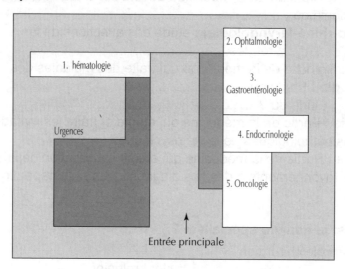

1. Hématologie

....

2. Ophtalmologie

....

3. Gastroentérologie

....

4. Endocrinologie

....

5. Oncologie

....

67 Complétez d'après le plan suivant :

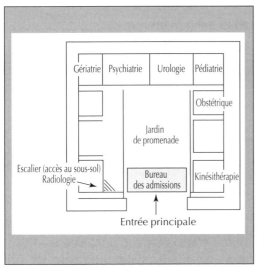

Gériatrie | Psychiatrie | Urologie | Pédiatrie

Obstétrique

Jardin de promenade

Escalier (accès au sous-sol) Radiologie

Bureau des admissions | Kinésithérapie

Entrée principale

1. Il se trouve à droite du pavillon d'urologie : c'est le service de ....
2. À gauche du service de psychiatrie, vous trouverez celui d' ....
3. En face de l'entrée principale, le .... vous attend.
4. Au fond du jardin de promenade, le service .... jouit d'un calme fort apprécié de ses jeunes résidents et de leurs mamans.
5. Le bureau des admissions se trouve à côté de la ....
6. À gauche de l'entrée, un escalier vous conduira au service de ....

68 Indiquez à partir du plan précédent comment aller de la radiologie au service d'urologie.

....

....

69 Situez les services d'après le tableau placé à l'entrée de cet hôpital :

Cardiologie : B2, porte 22 Pr Hebert	**Stomatologie :** B1, 1er étage, aile gauche
Chirurgie : B1, 1er étage, aile droite Pr Balsa	**Urologie :** B2, porte 23 Pr Lambert
Pneumologie : B2, porte 12. Pr Martin	**Urgences :** bâtiment central, rez-de-chaussée.
Radiologie : B1, s/sol Pr Renard	

Exemple : Le service de pneumologie se situe **dans** le bloc B2, **non loin de** celui d'urologie.

1. Le service d'urologie est situé .... de celui de cardiologie.
2. Le premier étage du bloc B1 regroupe les services de ....
   et de ....
3. Les urgences sont traitées .... du bâtiment central.
4. .... est placée sous la chirurgie.
5. Le service de .... se trouve au même étage que celui de
   ...., mais dans l'aile ....

70 Numérotez du plus petit au plus grand.

a) l'aile .... ☐   e) la salle d'attente .... ☐

b) le couloir .... ☐   f) l'étage .... ☐

c) le département .... ☐   g) le pavillon........................... ☐

d) le bloc .... ☐

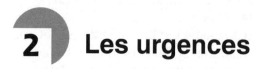

2) Les urgences

L'URGENCE c'est l'exigence qui conduit un malade ou un accidenté vers des soins indispensables et qui doivent être immédiats ; c'est un message de danger pressant. Les dangers quotidiens, ce sont les maladies à évolution rapide, les accidents qui exercent une menace où la rapidité de réaction est indispensable.

▶ L'urgence et les urgentistes sont apparus à l'hôpital, ils constituent une branche de la médecine concernant le transport, la réanimation, et les soins individuels ; leur raison d'être est de répondre au plus vite à tout danger mais ce service de santé n'est pas toujours capable de répondre parce qu'il est engorgé et insuffisant. Il trahit parfois son nom même : on en est venu à l'idée saugrenue « d'attendre en urgence ».

I. Le « 15 »

LES SERVICES D'URGENCE :

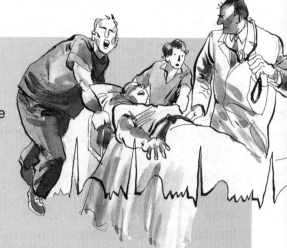

▶ Le 15, le SAMU : Service d'Aide Médicale Urgente
▶ Le SMUR : Service Médical d'Urgence et de Réanimation
▶ L'AMU : Aide Médicale d'Urgence
▶ Le 18 : les pompiers
▶ Le centre anti-poison
▶ SOS médecins
▶ Les médecins de garde : un médecin de garde peut être appelé la nuit et le week-end. Les médecins d'un même quartier s'organisent pour qu'il y en ait toujours un de service.

Le service de régulation :

Dans la salle de régulation du 15, quatre opérateurs d'accueil et quatre médecins, les yeux rivés sur leur ordinateur, le casque sur leurs oreilles, répondent aux appels 24 h sur 24, 365 jours sur 365. On compte souvent plus de 450 000 appels par an, un millier d'appels quotidiens pour un hôpital comme Toulouse, qui vont du conseil médical à l'aide psychologique en passant par l'adresse de la pharmacie de garde.

▶ Dans ce système, on doit prendre en compte la fatigabilité des médecins et les exigences des malades : c'est ainsi que le SAMU a mis en place dans les hôpitaux son système de permanence des soins et de **régulation médicale**. Son principe est simple : quelles que soient les interrogations des patients, le centre SAMU, le SMUR, et l'AMU (en tout, plus de 130 personnes) s'engagent à apporter une réponse adaptée à chaque cas ; des permanenciers répondent à chaque appel (normalement en moins de 3 sonneries) et évaluent l'urgence de la situation ; ensuite les médecins prennent le relais, trouvent une solution à chaque cas. 50 % des appels se soldent par un conseil téléphonique, ce qui permet d'éviter un déclenchement abusif de moyens et d'énergies. Si le patient peut se déplacer, on le dirige vers l'une des trois maisons médicales du département ; dans le cas contraire, un collègue de garde se déplace au domicile du patient.

71 Cochez les bonnes réponses.

1. *On peut appeler le 15 :*
   a) tous les jours sauf le dimanche .... ❐
   b) à toute heure mais pas la nuit .... ❐
   c) à n'importe quelle heure du jour et de la nuit, toute l'année .... ❐

2. *Les appels suivants relèvent-ils des urgences :*   Oui   Non
   a) appel pour avoir l'adresse de la pharmacie de garde   ❐   ❐
   b) appel pour une grippe   ❐   ❐
   c) appel pour un bébé qui refuse de prendre le biberon   ❐   ❐
   d) appel pour quelqu'un qui a avalé beaucoup de médicaments   ❐   ❐
   e) appel pour une rage de dents   ❐   ❐

3. *Pour éviter de déranger le SAMU, de nouveaux systèmes ont été mis en place :*
   a) des systèmes de permanence des soins et de régulation .... ❐
   b) des systèmes de traitements d'urgence.. ❐
   c) des systèmes de réanimation d'urgence .... ❐
   d) des systèmes d'intervention à domicile .... ❐

4. *Les médecins du centre 15 :*
   a) répondent à toutes les demandes .... ❐
   b) répondent à une demande sur 2 .... ❐
   c) répondent si seulement le cas est très urgent .... ❐

5. Leur rôle est :

    a) d'aiguiller les petites pathologies sur des médecins libéraux de garde ...... ☐

    b) de rassurer les gens et de les orienter vers le service adéquat................. ☐

    c) de ne répondre qu'aux cas très graves .... ☐

    d) de conseiller aux patients, dans certains cas, d'attendre le lendemain
       pour consulter leur médecin habituel .... ☐

    e) d'éviter d'engorger la filière qui doit être réservée aux vraies urgences .... ☐

6. Que signifient :

Le SAMU : ....

Le CHU : ....

Le CHR : ....

Le CH : ....

SOS médecins : ....

Le service de réa : ....

Les kinés : ....

II. Cas d'urgence

72 Ces cas d'urgence sont parmi les plus fréquents : soulignez les plus graves, entourez les moins graves.

1. Corps étranger dans l'œil.	**8.** Morsures et griffures.	**14.** Tendinite.
2. Écharde.	**9.** Fracture du poignet et de la main.	**15.** Piqûre d'abeille, allergie.
3. Entorse.	**10.** Intoxication alimentaire.	**16.** Douleur insoutenable.
4. Foulure.		
5. Fracture de l'épaule et du bras.	**11.** Mal d'oreille.	**17.** Pic de fièvre chez le nourrisson.
6. Fracture de la colonne vertébrale.	**12.** Enfant noyé dans un bassin.	**18.** Petite plaie infectée.
7. Fracture du fémur.	**13.** Une adolescente menace de se suicider.	**19.** Perte brutale de l'audition.

LES URGENCES QUOTIDIENNES

Une feuille verte dans la main, Léonard, 25 ans, pointe une tête dans la salle d'attente et appelle de sa voix grave « Madame Agnès Morel ! » Une fois, deux fois... pas de réponse...

« Elle a dû en avoir marre d'attendre, ça ne devait pas être trop grave. »

La feuille de la jeune femme l'atteste : arrivée à 9 h 17 pour un abcès du dos, elle n'avait toujours pas été vue à 12 h 30. Elle est partie.

L'infirmière appelle : « Léo au box, une dame souffre beaucoup. »

Léo se dirige calmement vers Albertine, les yeux embués de larmes, pétrifiée par une sciatique qui l'a saisie au réveil. « Je vais vous donner de quoi vous soulager madame, d'abord et ensuite je vous réexaminerai ».

À peine sorti du box, une autre soignante l'interpelle : « Léo, la dame avec une plaie au doigt, là, c'est très sérieux, il faut la voir… » Il file vers Isabelle dont l'auriculaire a été fracturé par un camion qui l'a frôlée de trop près dans la rue. Une autre patiente, une autre douleur.

« On est aussi mobilisé par des choses futiles, dit le docteur D. Léonard, tout à l'heure une femme nous a téléphoné. Son fils ne voulait pas prendre son biberon ! Que faire ? Elle a d'abord appelé le 15 ! Je lui ai dit que ce n'était pas raisonnable. Elle n'était pas contente ! »

73 **1. Combien de patients le médecin urgentiste a-t-il vus vraiment en urgence ?** ....

2. Pour quels problèmes ces patients se sont-ils présentés aux urgences ?

Cas n° 1 : ....

Cas n° 2 : ....

Cas n° 3 : ....

Cas n° 4 : ....

À une quarantaine de kilomètres, le « vrai » cas d'urgence. Une moto vient de percuter une voiture à pleine vitesse : le pilote a été tué sur le coup mais son passager, un garçon de 15 ans, est grièvement blessé. En quelques minutes, 2 hélicoptères du SAMU avec son équipe médicale s'élèvent à la verticale de l'hôpital et filent vers les lieux de l'accident. Difficile d'imaginer une prise en charge plus rapide et plus efficace !

74

1. *Déterminez la nature de l'accident :*
   a) Choc .... ❐
   b) Accident d'avion .... ❐
   c) Accident de voiture .... ❐

2. *Indiquez le bilan de l'accident :*
   a) les 2 victimes sont saines et sauves .... ❐
   b) une victime est morte .... ❐
   c) les 2 victimes sont mortes .... ❐
   d) le jeune passager est légèrement blessé .... ❐

III. L'encombrement des urgences

Sus à la bronchiolite !

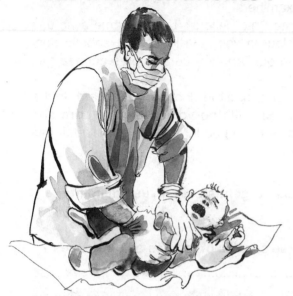

EN PLEIN CŒUR DE L'ÉPIDÉMIE

En raison de l'affolement de certains parents, l'hiver, les urgences pour enfants sont débordées. En pleine épidémie de bronchiolite, beaucoup de familles se précipitent à l'hôpital ; or, dans 80 % des cas, c'est une maladie bénigne qui ne fera l'objet d'aucun traitement médicamenteux et où seuls les kinésithérapeutes pourront agir par une technique impressionnante mais non douloureuse. Cette technique est efficace immédiatement pour désencombrer les voies respiratoires du bébé… et les urgences ! Heureusement des associations comme « Bankise » sont là aussi pour prendre le relais, informer, tranquilliser les mamans, prendre en charge les jeunes malades et soulager les urgences.

Mais plusieurs autres raisons sont évoquées pour expliquer que les urgences soient aussi débordées : les malades ne font plus appel aux médecins de garde le week-end parce qu'ils ne savent pas vraiment qui contacter. En fait, les Français ont de moins en moins de médecins de référence, de « médecins de famille ». De plus, aller aux urgences est plus facile et coûte moins cher. En effet, là-bas, il y a toujours quelqu'un et on ne paye pas de supplément le week-end ou la nuit, comme c'est le cas avec un médecin de garde.

Ainsi les spécialistes de la santé observent aujourd'hui que beaucoup de Français vont aux urgences pour la moindre pathologie. Ils rappellent alors que les urgences sont réservées aux problèmes de santé sérieux et à caractère « urgent », d'où le nom du service. Les médecins y font passer en priorité les cas graves.

75 Complétez le tableau suivant. Résumez ensuite la situation en reprenant dans l'ordre les différentes questions abordées dans le tableau :

Quel est le problème ?	
L'origine de ce problème	
Ses solutions	
Votre avis sur les solutions	

....

....

IV. Profession urgentiste

Lisez les témoignages de médecins urgentistes qui parlent de leur vie quotidienne aux urgences :

Docteur Lambert, 25 ans. Il a « attrapé le virus » des urgences :
« C'est le travail en équipe qui me plaît, on est actif tout de suite pour soigner les gens, ça change des services où le rôle des internes c'est de suivre le grand chef de service et le chariot le matin pendant la visite. »
Le docteur Lambert ne s'imagine pas non plus isolé un jour en tant que généraliste de quartier : « Moi les gardes à l'hôpital, j'adore ça (une garde dure de midi au lendemain matin 9 h sans interruption) : il y a une bonne ambiance, c'est un travail prenant mais passionnant. »

Cette opinion est tempérée par le docteur Roche :
« Quand on arrive aux urgences, on s'attend à tout, mais au début les pathologies psychiatriques choquent un peu, on se fait aussi insulter par des personnes en état d'ébriété, dans tous les cas il faut beaucoup de "self control", on côtoie la mort, mais on finit par s'habituer. »

Le docteur Julien : « C'est passionnant, même si nous manquons parfois de moyens, cela ne nous a jamais empêché de mettre en place des thérapies innovantes, mais c'est vrai que depuis que je suis ici, je n'ai plus de vie personnelle ; on travaille entre 50 et 83 heures par semaine pour 1 800 euros par mois, au mois d'octobre par exemple j'ai eu deux jours de vrais congés… je suis épuisé ! »

C'est aussi l'avis du Docteur Renaud, en poste depuis 4 ans aux urgences de cet hôpital, qui a donné sa démission le mois dernier pour partir dans un service de cardiologie intensive dans un hôpital privé : « J'ai 35 ans, depuis que je suis aux urgences, je n'ai pas de vie personnelle. Moi je voudrais avoir des enfants, gagner mieux ma vie. Là où je vais, je vais travailler deux fois moins et gagner une fois et demie mon salaire… J'en avais vraiment marre des urgences. Et puis il y a la relève, dit-il, fier, en regardant ses internes. »

76 **Relevez dans les textes ci-dessus les aspects positifs et négatifs de cette profession.**

Aspects positifs :	Aspects négatifs :
....	....
....	....
....	....
....	....
....	....
....	....

5. L'hospitalisation en chirurgie cardiaque

1 Le cœur en quelques mots

I. À savoir « par cœur »

Symbole de l'âme et puissante pompe vitale, le cœur occupe une place importante dans le langage. Les expressions et locutions qui mettent le cœur en scène sont nombreuses. Ces expressions allient *cœur et émotion*, mais aussi cœur et intelligence, courage et volonté.

Attention : il ne faut pas confondre ces expressions figées (du français courant) avec certains commentaires médicaux.

▸ *Avoir le cœur gros* signifie avoir du chagrin, mais en médecine « avoir **un** gros cœur » est le symptôme d'une pathologie cardiaque.

▸ *Parler à cœur ouvert* c'est parler avec sincérité, tandis qu'« **une opération à cœur ouvert** », c'est, en médecine, une opération où on ouvre le cœur.

▸ Aller *le cœur battant* à un rendez-vous d'amour, c'est y aller rempli d'émotion, mais subir « **une opération à cœur battant** », c'est subir une opération sans que les battements du cœur soient arrêtés.

▸ Le cœur peut également être relié à un autre organe, comme l'estomac. *Écœurer et écœurant* n'ont rien à voir avec la cardiologie mais traduisent la nausée, l'envie de vomir, ainsi que *avoir mal au cœur, soulever le cœur, avoir le cœur au bord des lèvres*.

77 Les expressions suivantes appartiennent-elles au domaine médical (M) ou sont-elles empruntées à la langue familière (F) ? Barrez la mauvaise réponse dans la case correspondante.

1. Avoir un souffle au cœur M F – **2.** avoir un coup de cœur M F – **3.** avoir un arrêt du cœur M F – **4.** avoir le cœur brisé M F – **5.** au cœur de la maladie M F – **6.** avoir quelque chose sur le cœur M F – **7.** une greffe du cœur M F.

78 Reliez par une flèche les éléments de la colonne A à ceux de la colonne B.

Colonne A	Colonne B
1. Avoir un cœur d'or	**a)** avoir du chagrin
2. Avoir le cœur sur la main	**b)** éprouver de l'antipathie
3. Avoir le cœur au bord des lèvres	**c)** être généreux
4. Ne pas porter quelqu'un dans son cœur	**d)** de mémoire
5. Savoir par cœur	**e)** avoir des nausées
6. Avoir le cœur gros	**f)** contrarier, peiner
7. Avoir un cœur de pierre	**g)** donner, rendre courage
8. Remettre du cœur au ventre	**h)** être bon
9. Faire mal au cœur	**i)** être insensible

79 Continuez le texte suivant en utilisant quatre expressions comportant le mot cœur :

Annie quitte l'hôpital, elle sourit mais le cœur n'y est pas. Le chef de service qui est son chirurgien, les infirmières, tout le personnel soignant au cœur d'or l'entoure, mais elle a peur de rentrer chez elle ....

....

....

....

II. Cœur et vaisseaux

LE CŒUR est un muscle creux de la taille d'un pamplemousse, de couleur rougeâtre et est le principal organe de la circulation du sang. Cet organe est logé dans la cage thoracique entre les deux poumons avec lesquels il communique.

▶ Les parois du cœur sont constituées d'un tissu musculaire particulier : le muscle cardiaque ou myocarde ; c'est le seul muscle strié dont la contraction échappe à la volonté.

▶ Le cœur se présente à l'intérieur d'une solide enveloppe, le péricarde, qui le protège et l'isole.

▶ L'intérieur du cœur est tapissé d'une autre membrane très fine : l'endocarde.

▶ La structure du cœur est complexe. En effet, ce muscle puissant comporte quatre cavités : 2 oreillettes et 2 ventricules juxtaposés de telle sorte que l'on distingue le cœur droit et le cœur gauche. Il est relié à un réseau de veines et d'artères.

▶ Il existe aussi un système autonome électrique au niveau du cœur (nœuds et faisceaux excito-conducteurs) qui provoquent les contractions cardiaques.

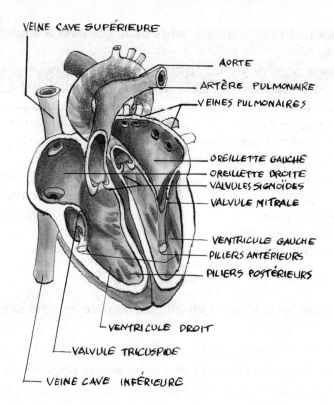

VEINE CAVE SUPÉRIEURE

AORTE

ARTÈRE PULMONAIRE

VEINES PULMONAIRES

OREILLETTE GAUCHE

OREILLETTE DROITE

VALVULES SIGMOÏDES

VALVULE MITRALE

VENTRICULE GAUCHE

PILIERS ANTÉRIEURS

PILIERS POSTÉRIEURS

VENTRICULE DROIT

VALVULE TRICUSPIDE

VEINE CAVE INFÉRIEURE

80 En vous aidant des données de l'encadré précédent (page 59), cochez la ou les bonne(s) réponse(s).

1. *Le cœur est :*

a) un système du corps humain .... ❑

b) un muscle .... ❑

c) un organe .... ❑

d) un tissu .... ❑

2. *Il appartient :*

a) au système nerveux .... ❑

b) au système circulatoire .... ❑

c) au système musculaire .... ❑

d) au système respiratoire .... ❑

3. *Les tissus enveloppant le cœur sont disposés en partant de l'extérieur vers l'intérieur :*

a) myocarde – endocarde – péricarde .... ❑

b) endocarde – péricarde – myocarde .... ❑

c) péricarde – myocarde – endocarde .... ❑

81 Barrez le ou les mots qui ne sont pas associés au mot cœur :

Cœur – circulation – veines – reins – ventricules – sang – muscle – battements – reproduction – vaisseaux – artères – aorte – os – oreillettes – articulations – pulsations.

82 Observez le schéma ci-dessous et p. 60 et localisez les différentes parties du cœur. Complétez par : *au-dessus – au-dessous – entre – autour – sous – supérieure – inférieure – l'intérieur.*

1. Le cœur est situé .... les 2 poumons, ... du thorax.
2. Le cœur est situé .... le sternum.
3. L'endocarde est une membrane lisse qui tapisse .... du cœur.
4. Le péricarde enveloppe le muscle du cœur, il est .... du cœur.
5. L'oreillette se situe dans la .... du cœur, ... chacun des ventricules.
6. Les ventricules sont les cavités .... du cœur.
7. Dans la partie .... de l'oreillette droite se trouve un petit morceau de tissu cardiaque appelé nœud sino-auriculaire.

83 Le cœur : une structure complexe. Barrez la ou (les) expression(s) incorrecte(s).

1. Le cœur [**a)** est formé de – **b)** est divisé – **c)** est composé de – **d)** est constitué de – **e)** se divise] en 4 cavités.
2. Le cœur [**a)** comprend – **b)** possède – **c)** a – **d)** se forme de] des artères et des vaisseaux.
3. Le cœur [**a)** est constitué – **b)** est une composante – **c)** comporte – **d)** est une partie – **e)** appartient] du système cardiovasculaire.
4. Le cœur, du sang, des vaisseaux [**a)** constituent – **b)** composent – **c)** sont formés, – **d)** consistent en] le système vasculaire.
5. Le myocarde [**a)** constitue – **b)** est composé de – **c)** comporte – **d)** est formé de] la partie contractile de la paroi du cœur.

84 Choisissez l'expression correcte.

1. Le cœur bat environ 65 fois [**a)** par minute ❑ – **b)** toujours ❑ – **c)** parfois ❑] lorsque nous sommes au repos, plus rapidement lors d'efforts ou d'émotions.
2. Le cœur pompe 5 à 7 litres de sang [**a)** par minute ❑ – **b)** tous les jours ❑ – **c)** une fois par jour ❑].
3. Quand le cœur est au repos, la circulation du sang prend [**a)** une minute ❑ – **b)** tout le temps ❑ – **c)** une seconde ❑].
4. Le cœur bat [**a)** lors ❑ – **b)** pendant ❑ – **c)** tout au long de ❑ notre vie.
5. Le cœur propulse [**a)** continuellement ❑ – **b)** en permanence ❑ – **c)** par intermittence] du sang dans l'ensemble du corps.

III. Un cœur qui bat

Le cœur est une sorte de pompe qui propulse le sang dans les vaisseaux soixante à soixante-dix fois par minute. Un double système vasculaire assure la distribution du sang. Chaque cycle de la pompe cardiaque, perceptible en prenant le pouls, comprend deux phases : la systole (contraction) et la diastole (relâchement). La contraction permet l'expulsion du sang dans les vaisseaux et c'est pendant la période de relâchement que les cavités cardiaques se remplissent.

85 **Complétez avec les mots suivants :** *les tissus du corps, propulsé, la succession, oxygène, sang.*

Le sang désoxygéné est .... vers les poumons où il se charge en .... (circulation pulmonaire). Il revient ensuite dans la partie gauche du cœur pour être distribué de nouveau vers .... Quand le corps est au repos, la circulation du .... dans les poumons et les tissus prend environ une minute, le cœur pompant entre cinq et sept litres de sang. La révolution cardiaque est .... de phases de contraction (systole) et de phases de repos (diastole) des cavités du cœur.

L'ÉLECTROCARDIOGRAMME (ECG)

▸ L'électrocardiogramme est une courbe qui renseigne sur le fonctionnement du cœur. Il enregistre le rythme des impulsions électriques qui traversent le cœur. Les ondes V1 à V6, sur le tracé correspondent aux différentes étapes du passage de ces impulsions.

▸ L'électrocardiogramme, examen anodin, permet aussi de diagnostiquer un infarctus ou même une augmentation du volume du cœur. Aucune préparation n'est nécessaire, cet examen est totalement indolore. Le médecin pose des électrodes sur la poitrine.

86 **Comparez sur le schéma de la page 63, les courbes sédentaire et du sportif.**

....

....

....

....

....

....

....

....

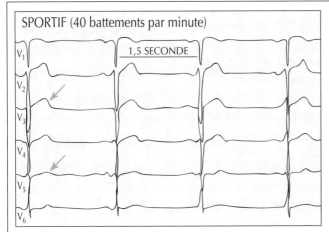

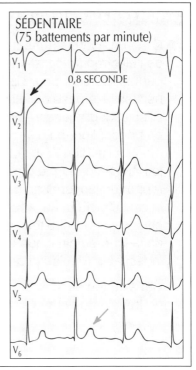

SPORTIF (40 battements par minute)

1,5 SECONDE

V_1

V_2

V_3

V_4

V_5

V_6

SÉDENTAIRE
(75 battements par minute)

V_1

0,8 SECONDE

V_2

V_3

V_4

V_5

V_6

COMPARAISON DE L'ÉLECTROCARDIOGRAMME au repos d'un sédentaire et d'un sportif. La différence essentielle tient à la fréquence cardiaque, plus faible chez le sportif (40) que chez le sédentaire (75). Par ailleurs, on distingue sur les électrocardiogrammes le signe de la contraction (flèche noires) et du relâchement ventriculaire (flèches grises). Les différentes lignes correspondent aux enregistrements des six électrodes posées sur le thorax.

87 Cochez la bonne réponse.

1. **Le tracé reproduisant le courant électrique produit par les contractions du cœur s'appelle :**
   a) l'angiocardiographie .... ❐
   b) l'électrocardiogramme .... ❐
   c) l'angiographie .... ❐

2. **La fréquence cardiaque c'est :**
   a) le nombre de pulsations par minute .... ❐
   b) des palpitations qui provoquent des douleurs au cœur .... ❐
   c) les battements de notre cœur tout au long de notre vie .... ❐

3. **Le cœur d'un sportif :**
   a) bat plus vite que celui d'un sédentaire .... ❐
   b) bat moins vite que celui d'un sédentaire .... ❐
   c) a la même fréquence que celle d'un sédentaire .... ❐

4. **Quand on fait du sport :**
   a) le rythme cardiaque s'accélère jusqu'à 200 fois par minute .... ❐
   b) le rythme cardiaque ralentit au-dessous de 65 fois par minute .... ❐
   c) les battements du cœur s'arrêtent .... ❐

LE HOLTER CARDIAQUE OU RYTHMIQUE

▶ C'est un enregistrement continu
de l'électrocardiogramme pendant vingt-quatre
heures. Comme pour l'E.C.G, cet examen
nécessite la pose d'électrodes sur la poitrine.
Elles sont gardées 24 heures. Il faut porter
en bandoulière ou à la ceinture un appareil
(de la taille d'un Walkman) qui enregistre
le rythme cardiaque. Après 24 heures, il faut
rapporter l'appareil au médecin qui lira
la cassette. Lors de la réalisation du Holter il faut
noter sur une feuille toutes les actions particulières
de la journée ainsi que tout événement
indésirable (douleur, palpitations…).

▶ Cet examen est utilisé pour mettre en évidence
un trouble du rythme cardiaque intermittent.

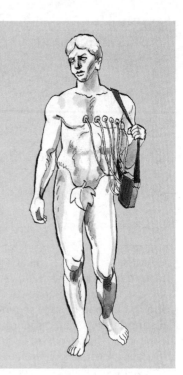

LA RÉGULATION DU RYTHME CARDIAQUE

Les arythmies sont souvent dues à un mauvais apport sanguin des cellules responsables de la simulation cardiaque. On peut les traiter avec des médicaments ou par défibrillation (choc électrique du cœur). Des simulateurs cardiaques permettent aussi de corriger les anomalies du rythme cardiaque.

LE STIMULATEUR CARDIAQUE :
« LE PACEMAKER »

L'appareil muni d'une pile transmet au cœur des impulsions électriques à une fréquence préétablie. Certains modèles fournissent des impulsions rythmées sans interruption, d'autres ne se mettent en marche que lorsque le cœur ne bat pas normalement. La pose d'un stimulateur se pratique généralement sous anesthésie locale.

2 Les maux du cœur

I. Cardiologie et cardiopathies

Voici quelques rappels étymologiques (préfixes – radicaux – suffixes venant du grec).

Cardio-	*signifie*	cœur
-logie		science – étude de
-pathie		maladie de
-tomie		incision
Myo-		muscle
Endo-		à l'intérieur de
Péri-		autour de
-ite		inflammation

88 Que signifie ?

Exemple : Un cardiologue : un spécialiste du cœur

1. La cardiologie : ....

2. Le myocarde : ....

3. Le péricarde : ....

4. L'endocarde : ....

5. Une cardiopathie : ....

6. Une cardiotomie : ....

7. L'endocardite : ....

N.B. : Un mémento étymologique est également fourni p. 82.

L'ARRÊT CARDIAQUE OU INFARCTUS DU MYOCARDE

89 1. Remettez dans l'ordre les étapes de cette pathologie.

....

....

2. Trouvez la nominalisation qui correspond aux verbes.

a) Les artères rétrécissent → le rétrécissement des artères

b) Les dépôts graisseux s'accumulent sur les parois → l'accumulation des dépôts graisseux

c) Le cœur apporte insuffisamment de sang au muscle → ....

....

d) Le malade souffre de douleurs dans la poitrine → ....

....

e) Le cas s'aggrave → ....

f) Cela aboutit à une crise cardiaque → ....

....

g) Le cœur s'arrête → ....

h) Les artères se bouchent → ....

3. Rédigez un texte pour expliquer dans quelles conditions se produit l'infarctus du myocarde.

....

....

....

....

....

MODIFICATIONS ET DYSFONCTIONNEMENT

90 **Dans beaucoup de cardiopathies, un élément du corps subit une modification qui entraine des troubles. Retrouvez les verbes permettant de décrire ces phénomènes :**

Exemple : Devenir plus épais, c'est s'épaissir

1. Devenir plus étroit, c'est ....

2. Devenir plus mince, c'est ....

3. Devenir plus faible, c'est ....

4. Devenir plus fragile, c'est ....

5. Devenir plus gros, c'est ....

6. Devenir plus grave, c'est ....

7. Devenir moins régulier, c'est ....

II. La prévention

LES BOURREAUX DU CŒUR

La cigarette, l'alcool, les graisses dans l'alimentation, le manque d'exercice physique sont les quatre bourreaux du cœur. Médecine d'urgence ou médecine préventive ? La meilleure prévention reste individuelle : des campagnes contre les facteurs de risques et en faveur d'une activité physique seraient plus efficaces que toute médecine.

91 **Complétez en reformulant le texte précédent :**

Les nombreux risques de maladies cardiovasculaires peuvent être réduits **en** ne fum**ant** pas, **en** ...., **en** .... les graisses dans l'alimentation, **en** .... du sport. On éviterait bien des accidents cardiaques **en** .... les campagnes de prévention des maladies cardiaques.

III. Le pontage coronarien

Lisez attentivement le dialogue ci-après.

Monsieur Langlois, 48 ans, va subir un pontage coronarien. Le chirurgien explique au patient très fatigué et à sa femme le déroulement de l'opération :

Le chirurgien : Comment vous sentez-vous monsieur Langlois ?

Le patient : Très faible, inquiet, je n'ai pas dormi de la nuit.

Le chirurgien : Ne soyez pas inquiet, ce n'est pas une petite opération mais nous effectuons plus de 200 pontages par an.

Le patient : En quoi consiste l'opération exactement ?

Le chirurgien : Eh bien, on va remplacer l'artère malade par une veine naturelle, prélevée au niveau de votre jambe, ou on mettra en place une artère accessoire, l'artère mammaire interne située en aval des lésions. Bref, on va donc remplacer l'artère obstruée par une veine ou une artère saine. Le but de l'opération, c'est d'apporter à nouveau au muscle cardiaque un afflux de sang suffisant.

Le patient : Docteur, quelle va être la durée de l'intervention ?

Le chirurgien : L'opération dure en moyenne 3 à 6 heures.

Le patient : Je vais avoir des cicatrices importantes ?

Le chirurgien : Ah ! je crois que votre carrière cinématographique est compromise !!

(Le patient vient de sourire pour la première fois !)

Le chirurgien : Des incisions vont être effectuées dans la poitrine pour atteindre le cœur et au niveau de vos jambes afin de prélever la veine dont on se servira pour le pontage.

Le patient : Est-ce que je vais porter des appareils sur la poitrine ?

Le chirurgien : Des cathéters seront implantés dans les veines afin de vous administrer les médicaments. Des électrodes seront placées sur le thorax pour surveiller votre électrocardiogramme. Un tube dans la trachée vous aidera à respirer.

Le patient : Et après l'opération ?

Le chirurgien : Après une période de réanimation, l'opération ayant lieu sous anesthésie générale, vous entamerez une rééducation progressive, d'abord la respiration, la toux, vous vous alimenterez, puis vous pourrez faire quelques pas dans les couloirs. Bien sûr, il faudra suivre un régime qui maintienne votre taux de cholestérol dans des limites raisonnables.

Le patient : Quand pourrais-je quitter l'hôpital ?

Le chirurgien : Si tout va bien, vous quitterez l'hôpital dans 10 à 15 jours, Bon, l'infirmière va vous préparer. À tout à l'heure, courage ! Tout va bien se passer.

L'infirmière : Je vais vous raser le thorax pour la pose des électrodes, puis on va vous prémédiquer, je ne vous quitte plus !

92 À l'aide des informations contenues dans le dialogue précédent, indiquez en quelques lignes en quoi consiste un pontage coronarien :

« Suite à une accumulation de graisses, il arrive que les coronaires se bouchent plus ou moins, jusqu'à empêcher toute irrigation du cœur ce qui déclenche un infarctus du myocarde. Le pontage coronarien consiste à ....

....

....

....

.... »

IV. Le service de chirurgie cardiaque

Voici un exemple de service type :

Composition et techniques du service :
– Nombre total de lits : 19 – hospitalisation classique : 13 – USIC : 6
– Consultation par an : 2 060
– Échographies par an : 2 060
– Tests d'effort par an : 1 250
– Holters ECG par an : 815
– Coronographies par an : 286
– Pose de stimulateurs cardiaques par an : 120.

Activité clinique du service :
– 2 pathologies les plus fréquentes : maladie coronaire, insuffisance cardiaque.
– Durée moyenne du séjour : 4,17 jours.
– Nombre d'admissions par an : 900 à 1000, dont 24 % d'admissions par urgences.

93 Présentez (oralement) à un collègue ce service de chirurgie cardiaque dans lequel vous allez travailler.
[N.B. : **une USIC** : une Unité de Soins Intensifs Cardiologiques]

94 Complétez la présentation de cette Unité de Soins Intensifs Cardiologiques (USIC) d'un grand hôpital parisien avec les verbes ci-dessous. Attention aux accords !
Verbes : *assurer – former – composer – équiper – mobiliser – désigner.*

Descriptif :
L'Unité de Soins Intensifs de Cardiologie est .... de 8 lits où chaque patient est sous surveillance monitorée. L'unité est ....
.... du matériel de réanimation le plus moderne. Toutes les urgences cardio-vasculaires (SAMU, pompiers, urgences de l'hôpital) sont .... par l'USIC, 24 h/24 et 365 jours par an. Une équipe

de chirurgie cardiaque est .... 24 h/24. La prise en charge médicale est .... 24 h/24 par les cardiologues de l'unité. La nuit, un cardiologue (senior) de garde est .... pour veiller en permanence au bon fonctionnement de l'unité des soins intensifs. Les infirmières sont spécialement .... à la pathologie cardio-vasculaire.

À quelle tournure, très employée dans les descriptions scientifiques, sont tous les verbes que vous avez complétés ?

....

95 Répondez à l'une de ces petites annonces par une lettre de motivation qui présente dans ses grandes lignes votre parcours professionnel (formation, expériences) et vos aspirations. Profitez-en pour demander des précisions sur le service.

Le Centre hospitalier de Villefranche
RECRUTE

2 PH en cardiologie à temps plein : service de 28 lits dont 6 en USIC, avec plateau non invasif complet.
Équipe comprenant déjà 3 PH 1/2 temps, 3 temps plein, 2 internes.

Hôpital situé dans une ville moyenne du Sud-Ouest recherche :

UN CARDIOLOGUE

pratiquant des actes interventionnels (300 coronographies prévues par an).

• Notre établissement met à votre disposition un plateau technique de qualité dont une Unité de Surveillance Continue à orientation cardiologique.

• Le matériel à votre disposition comprend un Écho-Doppler cœur et vaisseaux – Épreuve d'effort – Holter rythmique et tensionnel.

• Les praticiens sont en SCP (partage des honoraires) vous assurant ainsi un CA élevé dès votre arrivée.

6. Profession infirmière

1 Études et débouchés

I. Devenir infirmière

96 **Lisez attentivement ces deux textes, puis répondez au questionnaire qui suit.**

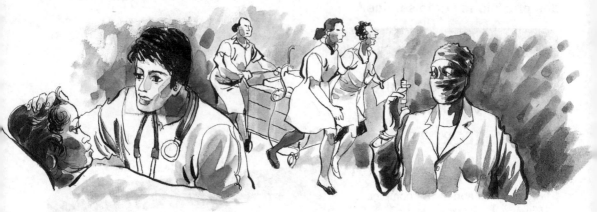

Texte 1.

Épargnée par le chômage, la profession compte près de 90 % de femmes. 85 % du personnel infirmier travaille à l'hôpital ; les 15 % restants interviennent dans les établissements scolaires, dans les structures de la médecine du travail et dans des cabinets médicaux privés.

Pour devenir infirmière, vous pouvez, avec le baccalauréat ou un diplôme de niveau équivalent, préparer le concours pour le diplôme d'État infirmier : cela représente trois ans d'études, avec de nombreux stages pratiques. Si vous avez déjà trois ans d'expérience en milieu hospitalier, vous pouvez présenter un dossier à la Direction Régionale des Affaires Sanitaires et Sociales (DRASS) afin de valider vos acquis professionnels et de devenir ainsi infirmière hospitalière.

Après l'obtention du diplôme, au bout de deux ans d'expérience, vous pouvez opter pour une spécialisation :
- puéricultrice (12 mois de formation supplémentaires)
- anesthésiste (2 ans de spécialisation)
- infirmière de bloc opératoire (en 18 mois)

Après avoir travaillé trois ans dans le milieu hospitalier, vous avez le droit de vous installer en cabinet : vous avez alors le statut d'infirmière libérale.

Texte 2.

Depuis vingt ans, Céline Martinet dirige l'IFSI (Institut de Formation en Soins Infirmiers) de Toulouse. Elle se souvient de la promotion de 1998, qui ne comptait que 30 élèves : « On pensait à l'époque qu'il y avait trop d'infirmières… Aujourd'hui, le constat est totalement différent : on manque d'infirmières. À l'institut, les effectifs augmentent chaque année, aussi bien pour les études d'infirmière que celles d'aide soignante. Les débouchés sont actuellement multiples : hôpitaux publics ou privés, cliniques, associations, ONG, crèches ou soin à domicile. Actuellement, l'infirmière libérale a le vent en poupe car ce statut permet de concilier son métier et sa vie de famille avec moins de difficultés, ce qui devient l'une des priorités des femmes aujourd'hui. »

Quiz :

1. *En France :*
  a) on a toujours manqué d'infirmières .... ❒
  b) on fait appel depuis une dizaine d'années seulement à des infirmières
      étrangères (espagnoles, polonaises, etc.) .... ❒
  c) on a trop d'infirmières : elles sont au chômage .... ❒

2. *La profession est :*
  a) réservée aux femmes... ❒
  b) réservée aux moins de quarante ans.. ❒
  c) ouverte sur concours à tous, dès lors qu'on a le niveau du baccalauréat .. ❒

3. *Une infirmière libérale :*
  a) n'a jamais travaillé en hôpital .... ❒
  b) ne travaille pas en hôpital mais dans un cabinet privé............................. ❒
  c) ne se déplace jamais hors de son cabinet .... ❒

4. *En troisième année d'école d'infirmière :*
  a) on peut devenir infirmière de bloc opératoire .... ❒
  b) on effectue de nombreux stages en milieu hospitalier .... ❒
  c) on reçoit une formation spécialisée en puériculture, et au bout
      du cursus, le diplôme de puéricultrice .... ❒

5. *Toutes les infirmières :*
  a) ont fait trois ans d'études en école spécialisée .... ❒
  b) travaillent au contact de personnes très malades .... ❒
  c) font des gardes de nuit.. ❒

II. Les catégories d'infirmières :

IDE : Infirmière Diplômée d'État

IBODE : Infirmière de Bloc Opératoire Diplômée d'État

IA : Infirmière Anesthésiste

97 **Lisez ces petites annonces. Il s'agit d'offres d'emploi inspirées des annonces parues sur Internet (site** www.emploi.infirmiers.com). **Exposez (oralement) à une jeune infirmière espagnole arrivée depuis peu en France les divers débouchés du métier d'infirmière, en prenant appui sur ces exemples et sur ce que vous connaissez par ailleurs.**

NUMÉRO ANNONCE : 345
DATE : 10/04/2004

STRUCTURE : Cabinet libéral
CONTACT : 06 12 34 56 78

DESCRIPTION :
CABINET INFIRMIER CHERCHE IDE POUR REMPLACEMENTS À L'ANNÉE

URGENT

NUMÉRO ANNONCE : 346
DATE : 12/06/2004

STRUCTURE : Clinique
CONTACT : 06 22 24 66 88

DESCRIPTION :
clinique chirurgicale, 117 lits, 6 salles d'opération, recherche IBODE (infirmier de bloc opératoire), 2 mois de formation interne pour les IDE non formés IBODE, pour CDI ou CDD de 6 à 12 mois minimum. Rémunération fonction de l'ancienneté / prime de bloc / 1 week-end de garde sur 11.

NUMÉRO ANNONCE : 347   DATE : 10/07/2004
STRUCTURE : Genimed   CONTACT : 02 22 22 68 88

DESCRIPTION :
dans le cadre du développement de son agence régionale, un prestataire de services médico-techniques recrute un(e) infirmièr(e) coordinateur (trice).
Au sein d'une petite équipe, vous vous impliquerez de façon dynamique sur les aspects relationnels et techniques du retour à domicile des patients sous perfusion :
• mise à disposition du patient et de son entourage du matériel adapté, écoute, conseil, coordination des différents intervenants ;
• information auprès des médecins hospitaliers prescripteurs : innovations techniques, informations régulières ;
• formation des infirmiers libéraux qui assurent les soins.
Après une expérience d'au moins 3 ans en service hospitalier technique, vous maîtrisez les protocoles, les produits et matériels utilisés dans le traitement de la douleur, du diabète, en chimiothérapie, etc.

III. La préparation au concours

Devenir infirmière demande de bonnes connaissances de l'anatomie et de la physiologie humaine. L'étude des différents appareils est au programme.

98 **Attribuez à chaque appareil ou système ses organes en formant une brève phrase descriptive.**

Exemple : **1. b)** L'appareil digestif **regroupe** la bouche, le pharynx, l'œsophage...

Appareils/systèmes	Organes
1. L'appareil digestif	**a)** Le sang – le cœur – les vaisseaux
2. Le système nerveux cérébro-spinal	**b)** La bouche, le pharynx, l'œsophage, l'estomac, l'intestin grêle, le gros intestin
3. L'appareil circulatoire	**c)** L'encéphale – la moelle épinière – les nerfs
4. L'appareil respiratoire	**d)** Les ovaires – les trompes de Fallope – l'utérus – le vagin
5. L'appareil urinaire	**e)** Les reins – les glandes surrénales – les voies urinaires
6. Appareil génital féminin	**f)** Les voies respiratoires et les poumons
7. Appareil génital masculin	**g)** L'hypophyse – la thyroïde – les glandes surrénales
8. Le système endocrinien	**h)** Le pénis – les testicules – la prostate

2. ....
....

3. ....
....

4. ....
....

5. ....
....

6. ....
....

7. ....
....

8. ....
....

99 **Reliez par une flèche chaque appareil à sa fonction.**

1. L'appareil musculaire	a) donne au corps sa motricité
2. L'appareil urinaire	b) contrôle tous les mouvements du corps
3. L'appareil respiratoire	c) transforme les aliments en énergie et substances nutritives
4. Le système immunitaire	d) permet la reproduction de l'être humain
5. Le système endocrinien	e) transporte l'air à l'intérieur et hors des poumons où se produisent les échanges gazeux
6. L'appareil circulatoire	f) apporte l'oxygène aux cellules
7. Le système nerveux	g) assure le pompage en permanence du sang dans l'ensemble de l'organisme
8. Le système cardio-vasculaire	h) est responsable des transformations de la puberté
9. L'appareil digestif	i) protège l'organisme contre les maladies infectieuses
10. L'appareil génital	j) assure la fonction d'excrétion

100 **Concours d'IBODE. Rangez dans les différentes matières au programme les quelques points (parmi d'autres) à étudier *(N.B. Ces points ont été listés dans le désordre)* :**

a) Règles d'exercice de la profession – b) Décontamination – c) Lutte contre les infections nosocomiales – d) la fonction respiratoire – e) la locomotion – f) le secret professionnel – g) la réforme hospitalière – h) l'hygiène des mains – i) la fonction digestive – j) ophtalmologie – k) l'appareil cardio-vasculaire.

1. Législation : ....

....

2. Hygiène : ....

....

3. Anatomie-Physiologie : ....

....

4. Chirurgie : ....

....

2 ▶ Un travail en équipe

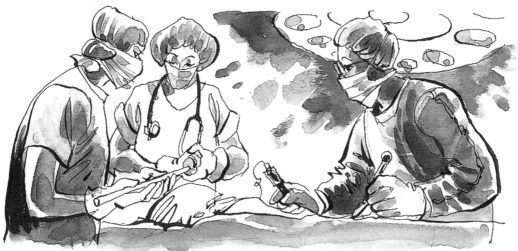

I. Une journée type

101 Reconstituez la journée-type d'une IBODE en remettant dans l'ordre les 7 portions du témoignage suivant.

a) De même, discuter avec le chirurgien de la stratégie opératoire est indispensable la veille.

b) Durant l'intervention, l'IBODE assure soit une fonction circulante (assure le bon déroulement de l'acte opératoire en maîtrisant son environnement), soit instrumentiste (distribue les compresses et instruments au chirurgien qui opère), soit aide-opératoire (en aidant plus directement le chirurgien).

c) Il est difficile de caractériser de façon stéréotypée la journée d'une IBODE, tant chaque bloc opératoire est spécifique de par son activité.

d) Après l'intervention, elle procède à la remise en conformité de la salle d'opération.

e) Le jour J, l'IBODE vérifie si tout le matériel est disponible, conforme et stérile. Elle vérifie aussi la salle d'intervention, sa propreté, sa fonctionnalité selon les protocoles en vigueur. Elle prend contact avec l'équipe anesthésiste pour voir si tout est prêt.

f) En fait, pour toute IBODE la journée en bloc opératoire commence la veille. Se présenter au futur opéré, répondre à ses questions, prendre connaissance du dossier du patient, échanger avec le personnel para-médical du service, autant d'actions nécessaires à la prise en charge du patient le lendemain.

g) Mais d'une façon générale, on pourrait dire qu'il est demandé au bloc opératoire de « fonctionner » ; le « comment » peut être fort différent.

Réponse : 1. .... **2.** .... **3.** .... **4.** .... **5.** .... **6.** .... **7.** ....

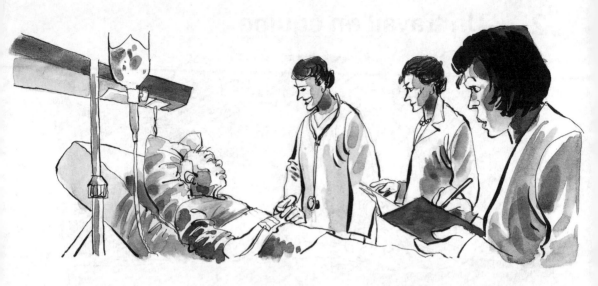

102 Un des grands rôles de l'infirmière est de donner des conseils au patient. Complétez ces recommandations en cas de plâtrage par les verbes ci-dessous, que vous conjuguerez à l'impératif :
se conformer – ne pas introduire – prendre en considération – bouger – respecter – se procurer – maintenir – ne pas marcher – ne pas mouiller

Vous devez être particulièrement attentif à votre plâtre, notamment les premières heures et les premiers jours. De même, si votre enfant est plâtré, prenez en considération toute gêne ou éventuelle douleur particulière. En particulier :

- si votre médecin a prescrit des médicaments, ... les dès le retour à la maison et .... scrupuleusement à la prescription.

- .... le temps de séchage du plâtre : 48 heures pour un plâtre classique, 4 heures pour une résine.

- .... le membre surélevé, surtout durant les premières 24 heures et pendant le sommeil, afin de prévenir et diminuer le gonflement du membre immobilisé.

- .... fréquemment les doigts ou les orteils du membre plâtré.

- En cas de plâtre au niveau du pied, ... pas sur le plâtre (sauf si cela vous a été clairement explicité par le médecin).

- .... d'objet dans le plâtre.

- .... le plâtre. Protégez-le par un sac plastique en cas de pluie et pour la toilette.

II. Les protocoles de soins

103 Tous les gestes professionnels sont exposés dans des fiches de protocoles très précises. À vous de compléter les consignes ci-après relatives au protocole de désinfection d'une chambre :
Verbes à réinsérer dans le texte : *Nettoyer – Sortir – Diluer – Effectuer – Remplir – Diluer – Immerger – Employer*

Objet : Désinfection d'une chambre au quotidien
Domaine d'application : Chambre du service de réanimation
Responsabilité : Infirmière Aide Soignante article 3 Décret n° 93-345 du 15 mars 1993.

• MATÉRIEL :
Hexanios ou Salvanios, Surfanios, Lavette, Boîte à désinfection, Bidon 8 l

• TECHNIQUE :
Nettoyage et désinfection du matériel médico-chirurgical
Produit utilisé : Hexanios ou Salvanios
Préparation du produit :
.... une dose dans la boîte « ANIOS » prévue à cet effet.
.... tout le matériel utilisé dans la journée : thermomètre, ciseau, pince à clamper, garrot, pinces à pansement, lame de laryngoscope.

• NETTOYAGE ET DÉSINFECTION DES SURFACES :
Produit utilisé : Surfanios
Préparation du produit :
.... une dose dans 8 litres d'eau. .... cette dilution en salle de stérilisation (bidon prévu à cet effet). Dilution valable pour 24 heures.
.... un pulvérisateur (prévu à cet effet, un par chambre).

• UTILISATION :
.... la lavette (stockée dans la chambre et changée tous les jours par l'agent).
.... : bras articulés, scope, seringue, lit, paillasses, chariot, poubelle, supports, mangeoire, tableau.

• RANGEMENT DE LA CHAMBRE :
.... de la chambre tout le matériel non utilisé.

• NETTOYAGE ET DÉSINFECTION DES SOLS ET MURS :
Effectué par l'agent.

---

104 Vous êtes à présent Infirmière Diplômée d'État. À partir de la fiche ci-après, vous expliquez à une jeune collègue comment effectuer un pansement post-chirurgical :

- Nettoyer la plaie au savon antiseptique en passant la compresse de haut en bas puis de chaque côté de la plaie et ceci de plus en plus large autour de la plaie (changer de compresses à chaque fois)
- Rincer la plaie au sérum physiologique de façon à enlever totalement le savon
- Sécher la plaie avec une compresse sèche en tamponnant
- Appliquer ensuite l'antiseptique en ne passant qu'une fois de haut en bas
- Observer la plaie
- Déposer les compresses sèches sur la plaie
- Enlever les gants, poser les pinces
- Fixer le ruban adhésif
- Ranger le matériel
- Effectuer les transmissions à l'équipe

Nettoie la plaie au savon antiseptique en passant la compresse de haut en bas puis de chaque côté, et ceci de plus en plus large autour de la plaie, et surtout n'oublie pas de changer de compresses à chaque fois, puis ....

....

....

....

....

....

....

....

....

....

....

III. La prise en charge d'un accidenté

Travailler en milieu hospitalier demande de collaborer au sein d'une équipe. Jean, un jeune accidenté de la route, témoigne :

Une foule nombreuse s'empresse. Les patients, les familles, les différents personnels de l'hôpital se distinguent par leurs uniformes blancs ou bleus. Je suis rapidement pris en charge par un médecin : pouls, température, tension, prise de sang, prescriptions d'un analgésique, prescription de radiographies. J'attends les brancardiers pour me conduire à la radio. Un brancardier trouve les mots simples pour me faire croire que tout cela est normal, dépose mon brancard devant la salle d'imagerie. La surveillante, puis l'administratrice de garde, viennent avec le médecin prendre de mes nouvelles et m'informer : « Le bassin a bien été enfoncé et il y a plusieurs fractures du cotyle, la tête du fémur a traversé le bassin et causé plusieurs éclatements, le médecin me dit que c'est du sérieux que se sera long, "vous verrez avec le chirurgien". »

En attendant, on va me transférer au « service porte » où une chambre m'attend. Au début de l'après midi, j'apprends que la chambre de chirurgie est prête, deux brancardiers énergiques me disent qu'ils vont m'amener à la radio. Le lit, pour quelques centimètres, ne peut rentrer dans l'ascenseur ; c'est l'appareil de radio qui est amené dans la chambre… Après l'opération je suis admis dans une chambre du service d'orthopédie, plus propre, plus calme, mais plus petite. Une aide-soignante vient me faire ma toilette, elle me laisse à demi-nu sur le lit pendant une demi-heure alors que les « kinés » attendent dans le couloir… La nuit, toutes les deux heures, deux infirmiers de garde me réveilleront pour m'instiller mon traitement antalgique.

Je conserve un souvenir douloureux de mon passage à l'hôpital. J'ai reçu des soins attentifs par des personnes de très grande compétence, mais on n'oublie jamais que le patient « le couché » dépend « du debout », même pour les gestes les plus intimes, et ce n'est pas toujours facile !

105 **1. Remettez par ordre d'apparition, la liste du personnel hospitalier qui s'est occupé de Jean :**

a) les infirmiers
b) les brancardiers pour le transporter
c) le service d'hospitalisation de jour
d) les aides-soignants

e) la surveillante
f) les médecins
g) les chirurgiens
h) le radiologue

....

2. Remettez dans l'ordre chronologique les lieux de passage :

a) la chambre au service orthopédique
c) le service d'hospitalisation de jour
e) l'ascenseur trop étroit pour le brancard.

b) les entrées
d) le bloc opératoire

....

IV. Mobilisation générale pour une greffe

D'UNE MORT À UNE AUTRE VIE

En France, les dons d'organes sont rares, des souffles de vie sont suspendus à un don d'organes.

Faute d'un nouveau rein, d'un foie ou d'un cœur, les jours de certains patients sont comptés à plus ou moins long terme.

En France, dix mille personnes attendent d'être transplantées. On prélève les organes sur des personnes décédées sauf dans des cas biens précis, au sein de la famille proche ; on prélève alors de vivant à vivant.

106 Vrai / Faux

1. On peut décider de son vivant de faire don ou non de ses organes
   après sa mort. ❒ ❒
2. La demande de greffe d'organes est bien supérieure à l'offre. ❒ ❒
3. On peut aussi prélever un organe de vivant à vivant. ❒ ❒
4. Les organes des personnes décédées s'achètent en France si
   on connaît la famille. ❒ ❒

Texte 1. La mise en place d'une greffe se fait en plusieurs étapes et mobilise différents membres de l'équipe médicale. Voici une première situation correspondant à l'annonce de la greffe au futur bénéficiaire.

À l'hôpital de la Tardieu, **le chirurgien cardiaque** rend une visite surprise en urgence à Jean-Paul.

« Je viens vous annoncer qu'il y a possibilité de faire une greffe ce soir. Si tout continue à aller bien, nous avons eu confirmation, par le centre des greffes, que le cœur était en bon état et que le greffon est compatible.

Il y a une équipe de chirurgiens qui va aller faire le prélèvement, qui est une opération en soi. C'est le chirurgien qui va faire ce prélèvement qui décide, c'est lui qui aura le dernier mot, son avis prévaut : S'il dit que le cœur a un problème, ou que quelque chose ne va pas, il vaut mieux arrêter… Ça va aller ?

Texte 2. Le prélèvement d'organe

Le **médecin réanimateur** va devoir annoncer en même temps à un homme qu'il vient de perdre sa femme et lui demander s'il veut donner ses organes. « C'est le médecin que vous avez vu hier midi ; on a confirmation que le cerveau de votre femme ne fonctionne plus, je vous avais parlé hier de la possibilité, du grand intérêt de prélever certains organes chez votre femme, est-ce que lorsqu'elle était vivante elle avait émis le souhait qu'on donne ses organes ou est-ce qu'elle avait émis le souhait contraire ? » Cette femme avait émis le souhait de son vivant qu'on donne ses organes… le prélèvement va pouvoir avoir lieu.

Et de l'autre côté de la chaîne :

Jean-Louis **l'ambulancier** sort de l'hôpital, c'est une course contre la montre qui vient de commencer. Il part de l'hôpital pour aller chercher le greffon à l'aéroport. C'est un colis un peu particulier qu'il va récupérer à l'aéroport : dans le container, un rein. L'organe ne peut rester dans le container plus de 4 heures. Une personne a fait don de ses organes avant de mourir et c'est à Marseille qu'une vie va pouvoir continuer.

Texte 3. Le choix du receveur

Isabelle, **l'infirmière qui est la coordinatrice,** doit vérifier que le nom du donneur ne figure pas sur le registre des refus : 500 000 personnes ont fait ce choix. On doit aussi vérifier que les organes sont compatibles : âge du donneur, âge du receveur, même gabarit des deux personnes (10 % de différence de poids tolérée).

On doit également contrôler que l'organe n'est pas contaminé par des examens sérologiques. 65 patients attendent. Deux seront choisis, chacun va vivre avec un rein. On doit garder l'anonymat : les personnes greffées ne se connaissent jamais.

Texte 4. La décision de donner

C'est à cet instant que deux parents apprennent la mort de leur enfant : « Il vit artificiellement et malheureusement je ne peux que vous confirmer que pour nous il est décédé… son cœur ne bat que grâce à des médicaments… Il n'est plus là… Il serait possible de réaliser des prélèvements d'organes pour permettre à d'autres personnes de vivre… et donc je vous demande si lui était opposé ou pas et si, éventuellement ou pas, on peut réaliser ces prélèvements d'organes…
– On peut aller le voir ?
– Bien sûr, vous pouvez allez le voir. »
Les parents n'ont même pas le temps de prendre conscience de la mort de leur enfant qu'on leur demande déjà de la dépasser. Ils n'en avaient jamais parlé avec leur fils…
« Vous pensez qu'il est bien mort ?… Mais il bouge là !
– Madame, je n'ai aucun doute. C'est la machine qui le fait bouger !
– Vous êtes sûr ?
– Oui ! Il n'y a aucun doute là-dessus, il ne se réveillera pas, c'est sûr ! Vous savez, madame, on ne pourrait pas se permettre de vous demander ce que je vous ai demandé si on n'était pas totalement sûr !
– Non, on est pas d'accord ! ».
Ils ont l'impression de perdre leur enfant pour la seconde fois. Ils vont refuser le don d'organe.

107 **Lisez les phrases suivantes. En vous référant aux quatre textes précédents, dites qui parle à qui, dans quelle situation :**

1. Il est difficile pour un proche de réaliser quelle aurait été son attitude.

....

2. C'est le plus beau jour de ma vie.

....

3. Il est impossible de juger.

....

4. On est ému, on pense à la personne qui donne.

....

5. Comment être généreux alors qu'on vient de vous enlever un enfant.

....

6. La demande de don est vécue comme une douleur pour nous.

....

7. En France, les dons d'organes sont rares et l'espoir est fragile.

....

8. Je vous comprends.

....

Mémento étymologique

Préfixes – suffixes – radicaux

Dernier exercice : Vous pouvez vous entraîner oralement, à définir les exemples cités dans les tableaux.

Préfixes	Définitions	Exemples
A ou An	manque de	Anurie, apyrétique
Ana	contraire de	Anatoxine
Auto	de soi-même	Autogreffe
Anti	contre, opposé à	Antibiotique
Brady	ralentissement	Bradycardie
Cyano	bleu	Cyanose
Dys	difficulté	Dysfonctionnement, dyspepsie, dysphagie
En	dans	Encéphale
Endo	à l'intérieur	Endocrine
Ec ou ex	en dehors	Ectopie, exostose
Épi	sur	Épigastre, épidurale
Érythro	rouge	Érythrocyte
Hype	en excès	Hypertension, hyperthermie
Hypo	– diminution – au dessous	Hypoglycémie, hypothermie hypophyse
Hétéro	différent	Hétérogène
Homo- homéo	de même espèce	Homogène
In	dans	Injection
Leuco	blanc	Leucocytes
In ou im	négation	Incompatibilité, immature
Melano	noir	Melæna
Macro	grand	Macroscopique
Micro	petit	Microscopique
Mono	un seul	Mononucléaire : un seul noyau
Oligo	peu	Oligurie
Para	à travers à côté idée d'imperfection opposé à	Paracentèse Parathyroïde Paraplégie Parasympathique
Péri	autour	Péricarde
Polio	gris	Poliomyélite
Poly	plusieurs	Polyarthrite, polyphagie
Tachy	accélération	Tachycardie

Suffixes	Définitions	Exemples
Algie	douleur	Névralgie, myalgie, dorsalgie
Coque	bactérie de forme coque	Gonocoque
Cyte	cellule	Leucocyte
Ectomie	ablation totale ou partielle	Gastrectomie, prostatectomie, néphrectomie
Émie	qui se rapporte au sang	Urémie, glycémie, azotémie
Émes(o), ou émeto	vomissement	Émétique
Génèse	qui est à l'origine	Spermatogénèse
Gène	qui engendre	Cancérigène
Graphie	examen avec enregistrement	Angiographie, radiographie
Ite	inflammation	Arthrite, entérite, gastrite
Leptique	qui calme, sédatif	Neuroleptique
Lyse	destruction	Hémolyse
Lytique	qui décompose, détruit	Fibrinolytique
Logie	étude	Pathologie, cardiologie
Logue	médecin spécialiste	Odontologue, cardiologue
Mégalie	augmentation de volume	Splénomégalie
Ole	petit	Alvéole
Pathie	maladie, affection	Cardiopathie
Pexie	fixation	Hystéropexie
Physio	nature	Physiologie
Phobie	peur morbide	Hydrophobie
Plégie	paralysie	Hémiplégie, paraplégie
Poîèse	formation	Hématopoîèse
Ptysie	crachement	Hémoptysie
Pèse	sécrétion	Cholérèse
Rragie	écoulement sanguin	Hémorragie
Rrhée	écoulement	Ménorrhée, pyorrhée
Sclérose	durcissement	Arthériosclérose
Scope	instrument pour examiner	Endoscope, gastroscope
Stase	arrêt	Hémostase
Stomie	abouchement chirurgical à la peau	Urétérostomie, cholécystostomie
Thérapie	traitement	Antibiothérapie
Thermie	température	Hyper ou hypothermie
Tomie	section	Neurotomie
Trophie	changement notable	Atrophie
Urie	qui se rapporte à l'urine	Glycosurie, hématurie

Racines désignant une partie du corps	Définitions	Exemples
Acro	extrémité	Acrocyanos
Adén(o)	ganglion	Adénopathie, adénite
Angi(o)	vaisseaux	Angiographie
Arthr(o)	articulation	Arthrite
Cardi(o)	cœur	Cardiopathie, cardiologie
Cervico	cou, col utérin	Cervical, cervicite
Chol(é)	bile	Cholérétique
Cholécyst(o)	vésicule biliaire	Cholécystite
Colp(o)	vagin	Colposcopie
Cox(o)	hanche	Coxalgie
Cyst(o)	vessie	Cystite, cystoscopie
Dermo	peau	Dermatologie
Entéro(o)	intestin	Entérite, entéroscopie
Gastr(o)	estomac	Gastralgie, gastrite
Genu ou gon(o)	genou	Gonalgie
Gingiv(o)	gencive	Gingivite
Hém(o) ou Hémat(o)	sang	Hémorragie, hématologie
Hépat(o)	foie	Hépatalgie
Hist(o)	tissus	Histologie
Hystér(o)	utérus	Hystérographie
Kinés(o)	mouvement	Kinésithérapie
Lomb(o)	rein	Lombaire
Médull(o)	moelle	Médullaire
Métr(o)	utérus	Métrite
My(o)	muscle	Myopathie, myocarde
Myel(o)	moelle	Hystérographie
Néphr(o)	rein	Néphrite
Neur(o)	nerf ou système nerveux	Neurologie
Nevr(o)	nerf	Névralgie
Oculo	œil	Oculiste
Ophtalm(o)	œil	Ophtalmologiste
Oste(o)	os	Ostéopathe
Ot(o)	oreille	Otite
Path(o)	maladie	Pathologie
Phléb(o)	veine	Phlébite
Pnée	respiration	Apnée, bradypnée
Py(o)	pus	Pyogène, pyocystite
Psych(o)	esprit, psychisme	Psychiatre
Pyél(o)	bassinet	Pyélonéphrite
Pyrét(o)	fièvre	Apyrétique
Rachi(o) ou Rachid(o)	colonne vertébrale	Rachidien, rachis
Rhin(o)	nez	Oto-rhino-laryngologiste
Salpin(o)	trompe utérine	Salpingite
Spondyl(o)	vertèbre	Spondylarthrite
Stom(o) ou Stomat(o)	bouche	Stomatologue
Vas(o)	vaisseaux	Vasoconstriction

Autres racines		
Calc(o) ou calci(o)	calcium	Calcémie
Cub(o)	dormir	Incubation
Dém(o)	peuple	Épidémie
Électr(o)	électricité	Électrocardiogramme
Ésthés(o)	sensibilité	Anesthésie
Étio	cause	Étiologie
Fébro	fièvre	Fébricule
Glyc(o) ou gluc(o)	sucre	Glycémie
Gynéco	femme	Gynécologie
Hist(o)	tissu	Histologie
Hydr(o)	eau	Hydrophile
Hypn(o)	sommeil	Hypnotique
Kali(o)	potassium	Kaliurie
Kinés(o)	mouvement	Kinésithérapie
Lip(o) ou lipid(o)	graisse	Lipome
Men(o) ou menstru(o)	mois d'où règles	Aménorrhée - menstruation
Morph(o)	forme	Morphologie
Myc(o)	champignon	Mycose
Natr(o)	sodium	Natrémie
Nos(o)	maladie	Nosologie
Ov(o)	œuf	Ovule
Ox(o), oxy(o),oxygen(o)	oxygène	Anoxie
Patho	maladie	Pathologie
Pharmaco	médicament	Pharmacologie
Phas(o)	langage	Aphasie
Phon(o)	voix	Aphonie
Phylax(o)	protection	Anaphylaxie
Pnée	respiration	Dyspnée
Pyo ou puro	purulent	Pyogène
Pyr(o) ou pyrét(o)	fièvre ou feu	Pyrogène - pyromanie
Radio	rayon x ou de Roentgen	Radiologue
Seb(o)	sébum	Séborrhée
Seps(o) ou sept(o)	infection	Aseptie, antiseptique
Sthné(o)	force	Asthénie
Toc(o)	accouchement	Eutocie
Toxico	poison	Toxine

Éléments bibliographiques

Bouché P. (1994) : *Les Mots de la médecine,* Belin, collection « le français retrouvé ».

Bourdeau M., Bouygue M., Gatein J.-J. (1992) : *Le Congrès médical, simulation globale sur objectifs spécifiques,* CIEP-BELC.

Delporte T. et Lascar M. (1968) : « Enseignement de la langue médicale à des étudiants en médecine et à des médecins étrangers » (Méthode pour débutants et dossiers de perfectionnement), *Le français dans le monde* n° 61, pp. 40-43.

Hamburger J. (1982) : *Introduction au langage de la médecine*, Flammarion.

Lacoste M. (1980) : « La vieille dame et le médecin »(contribution à une analyse des échanges linguistiques inégaux), *Études de Linguistique Appliquée (janvier-mars),* pp. 35-43.

Le français dans le monde n° 331, dossier « Question santé », janvier/février 2004. Cle International et FIPF.

Louveau E., Tolas J. (2003) : *Le français pour la médecine, CDRom de compréhension et d'aide à l'appropriation orale de la langue médicale,* Les Cachiers de l'ASDIFLE n° 14, Association de Didactique du français langue étrangère (ASDIFLE), Paris, Alliance française, pp. 125-134.

Miquel C. (1999) : *Vocabulaire progressif du français avec 300 exercices, niveau avancé,* Cle International. (chap. 9 : La santé, la consultation médicale).

Miquel C. (2003) : *Test d'évaluation. Vocabulaire progressif du français.* Cle International. (chap. 10 : Le corps humain).

Mourlhon-Dallies F. (2003) : *Former à enseigner le français de spécialité : l'exemple du français médical*, Les Cahiers de l'ASDIFLE n° 14, Association de Didactique du français langue étrangère (ASDIFLE), Paris, Alliance française, pp. 175-192.

Oughlissi E. (2003) : *Vocabulaire niveau intermédiaire. Test Cle.* Cle International. (chap. 4 : La visite médicale).

Spillner B. (1992) : Textes médicaux français et allemands. Contribution à une comparaison interlinguale et interculturelle, *Langages* n° 105, Larousse, pp. 42-65.

Steele R. (2002) : *Civilisation progressive du français, niveau intermédiaire.* Cle International. (dossier 27 : Chez le médecin).

Thieulle J. et Van Eibergen J. (1993) : *Pratiques du mot médical,* cahier d'exercices, éd. Lamarre.

Tolas J. (2004) : *Le français pour les sciences*, Presses Universitaires de Grenoble.

CORRIGÉS

Introduction **Comment ça va ?**

page 4

1 **1.** b) – **2.** c) – **3.** d) – **4.** a).

page 5

2 *Situation 1 :* comment ça va ? *ou* comment vas-tu ? – ça ne va pas – mal – est mal – tout va mal – s'est trouvé mal.
Situation 2 : mal ? – aurez pas mal – va mal – a… mal à – ai – mal – du mal.

3 **a)** 3 – **b)** 7 – **c)** 4 – **d)** 2 – **e)** 1 – **f)** 5 – **g)** 6.

page 6

4 **a)** 14 – **b)** 16 – **c)** 13 – **d)** 9 – **e)** 12 – **f)** 7 – **g)** 1 – **h)** 18 – **i)** 8 – **j)** 21 – **k)** 11 – **l)** 22 – **m)** 3 – **n)** 19 – **o)** 15 – **p)** 5 – **q)** 17 – **r)** 20 – **s)** 4 – **t)** 2 – **u)** 10 – **v)** 6.

5 **1.** Dysfonctionnement – **2.** Maladies – **3.** Malformation (à la limite, anomalie) – **4.** Affections – **5.** Irrégularité – **6.** Maux – **7.** Maladies ou pathologies.

page 7

6 **1.** a), b) – **2.** c), d) – **3.** b) – **4.** d) – **5.** c).

page 8

7 L'épidémie de grippe s'installe chaque année, au début de l'hiver. Elle est d'origine virale et touche un grand nombre de personnes, (3 millions cette année), surtout les personnes âgées et le personnel soignant qui ont tout intérêt à se faire vacciner avant l'hiver. La maladie se manifeste par de la fièvre, des courbatures, le nez bouché, des maux de gorge, et dure environ une semaine mais elle doit être prise au sérieux, elle peut entraîner de graves conséquences.

page 9

8 **1.** a) – **2.** c) – **3.** e) – **4.** b) – **5.** d).

Chapitre 1 **Patients et médecins**

page 10

9 Cet homme est un médecin généraliste, il porte autour du cou un stéthoscope. Cet apparei lui permet d'écouter les bruits du cœur : les valves cardiaques font du bruit lorsqu'elles se referment. Le battement de cœur normal se compose de deux sons, produits respectivement par la fermeture des valves auriculo-ventriculaires et par celles des valves pulmonaires ; ce deuxième son est légèrement différent du premier.
Une valve défaillante produit un son différent, souvent qualifié de « **souffle** ». Pendant la consultation, le médecin peut aussi utiliser un tensiomètre (voir illustration p. 13).
La tension artérielle est le reflet de la pression du sang dans les artères. Le médecin la mesure à l'occasion de ses consultations. Cette mesure s'exprime en deux chiffres : 12/8 par exemple.
Le premier chiffre, le plus élevé, correspond à la pression du sang lorsque le cœur se contracte et se vide : c'est la pression systolique. Le second chiffre, le plus bas, correspond à la pression du sang lorsque le cœur se relâche et se remplit : c'est la pression diastolique.

10 – Allô, bonjour, je voudrais prendre rendez-vous avec le docteur Dulmont.
– Oui, bonjour, voyons un peu… je ne peux rien vous proposer avant 15 jours.
– Je suis très embêté parce que je me sens très mal et j'ai besoin d'un rendez-vous tout de suite…
– Alors je peux vous proposer demain matin, mais très tôt… à 8 h 00 ?
– Oui, oui, pas de problème.
– Quels sont vos nom et prénom ?
– Duteil Rémi.
– Avez-vous déjà consulté le docteur Dulmont ?
– Oui, il y a un an.
– Alors donc, vous avez rendez-vous mercredi 19 janvier à 8 h 00.
– Très bien, merci et au revoir.
– Au revoir, monsieur.

11 *Médecin :* 1, 3, 6, 7, 11, 12, 13, 16.
Patient : 2, 4, 8, 9, 10, 14, 15.

12 *Réplique a) :* Étape 5. Le médecin. – *Réplique b) :* Étape 2. Le patient –
Rόplique c) : Étape 2. Le médecin (demande de précisions sur les symptômes) ou Étape 5.
Le patient (demande de précisions sur le moment idéal pour prendre le médicament). –
Réplique d) : Étape 6. Le médecin. – *Réplique e) :* Étape 3. Le médecin. – *Réplique f) :*
Étape 1. Le patient. – *Réplique g) :* Étape 2. Le médecin – *Réplique h) :* Étape 5. Le
médecin. – *Réplique i) :* Étape 2. Le médecin. – *Réplique j) :* Étape 5. Le médecin –
Réplique k) : Étape 2. Le patient.

13 *Médecin :* Asseyez-vous et dites-moi ce qui vous amène ?
M : Ça fait longtemps que vous jouez ?
M : Vous vous entraînez souvent, comment vous préparez-vous à un tournoi ?
M : Vous pratiquez un autre sport ?
M : Est-ce que vous avez des problèmes de santé ?
M : Quels sont vos antécédents médicaux ?
M : Avez-vous déjà subi une intervention chirurgicale ?
M : Combien de cigarettes par jour ?
M : Oui, je prends votre tension… 11.6 c'est votre tension habituelle ?

14 – Bonjour docteur !
– Bonjour Madame, asseyez-vous, je vous prie !
– Voilà, je suis très inquiète : Emma a quelques boutons sur le visage qui la démangent
terriblement, je pense qu'elle fait une allergie alimentaire, peut-être le lait que nous avons
changé ?
– Alors, ma petite Emma, qu'est-ce qui se passe, voyons ça !
Mais il y a des vésicules sur ces boutons, voyons le reste du corps, il n'y a pas de doute,
c'est bien la varicelle. Ce n'est pas bien grave, je vais vous prescrire un traitement. Il ne
s'agit que de quelques jours, cependant il faut surveiller Emma, elle ne doit absolument pas
toucher ses boutons. Vous appliquerez cette poudre sur les boutons 3 fois par jour !
Elle ne doit pas garder de cicatrices.
– Vous êtes sur que ce n'est pas grave ?
– Mais non, c'est une faible varicelle avec quelques boutons seulement sur le visage
et le cuir chevelu !
– Elle ne peut pas retourner à la crèche, n'est-ce pas ?
– Non bien sûr, elle sera contagieuse pendant 10 jours encore.
– Bien merci, au revoir, docteur !
– Au revoir.

15 1. a), b) – **2.** c) – **3.** d).

16 1. a), c) – **2.** b), c) – **3.** b), c), d).

17 *Docteur :* Qu'est-ce qui ne va pas exactement ? Que ressentez-vous précisément ?
Docteur : Quand cela survient-il précisément ? Au moment des repas ?
Docteur : Et cela se produit souvent ?

18 *Docteur :* Bonjour ! Comment allez-vous ? Qu'est-ce qui vous amène ?
Docteur : Que se passe-t-il exactement ?
Docteur : Et cela dure depuis longtemps ?
Docteur : Avez-vous constaté la présence de sang, quand vous expectorez ? (ou Crachez-vous
un peu de sang quand vous toussez ?)

19 1. avant. (ou après) – **2.** souvent (régulièrement se met plutôt en fin de phrase pour
des questions de rythme) – **3.** régulièrement. – **4.** permanent. – **5.** exceptionnelle. – **6.** déjà. –
7. souvent. – **8.** déjà.

20 1. c) exceptionnellement, la réponse peut être b). – **2.** a), b), d). – **3.** b), d), e), f). –
4. b) ou c) si on parle d'antécédents familiaux. – **5.** d), c) pour un nourrisson. – **6.** c). – **7.** a), c).

21 *Du plus certain au moins certain :* **6. 1.** et **5.** – à égalité. **2.** et **4.** – à égalité. **3.**
Réponses possibles : **6.** Il est évident que le traitement agit au mieux. – **1.** Il y a de fortes
chances pour que vous soyez opéré. – **5.** Il est presque certain que vous serez opéré. –
2. Il semble que ce malade perde espoir. – **4.** Il est probable que son état empire. –
3. Je doute que l'antibiotique prescrit ait vaincu l'infection.

22 **1.** Est-il possible que cela soit d'origine virale ? (ou encore : est-il possible que j'aie un virus ?)
2. Docteur, pouvez-vous me confirmer votre diagnostic ?
3. Suis-je bien guéri ? (ou encore : êtes-vous sûr que ce soit fini ?)
4. Êtes-vous sûr que j'aie une fracture ?

23 **1.** Appliquez – **2.** Mettez – **3.** Faites faire – **4.** Consultez – **5.** Laissez – **6.** Arrêtez-vous.

24 **1.** Pour faire votre prise de sang, vous vous présenterez à jeun. / Il faudra vous
présenter à jeun pour votre prise de sang…
2. Prenez deux comprimés de cortisone le matin seulement. / Il faut que vous ne preniez
que deux comprimés de cortisone le matin et c'est tout.
3. Faites le vaccin en janvier / Vous ferez le vaccin en janvier.
4. Allez à l'hôpital Saint-Louis passer une échographie / Je vous ai prescrit une
échographie que vous ferez à l'hôpital Saint-Louis.
5. Pas plus d'une heure de lecture par jour ! / Vous ne lirez surtout pas plus d'une heure par jour.
6. Vous mettrez un suppositoire le soir au coucher / Je vous ai prescrit un suppositoire
le soir au coucher.
7. Des antalgiques matin et soir / Vous prendrez des antalgiques matin et soir.

Chapitre 2   Les médicaments

25 **1** et **2.** de la pommade – **3.** des gouttes – **4.** des gélules – **5.** des comprimés –
6. du sirop – **7.** des suppositoires.

26 **a)** un comprimé, des granulés, des granules (mais on doit normalement les laisser
fondre sous la langue)
b) des gouttes, un sirop, une ampoule
c) une poudre (par exemple, si c'est sur le cuir chevelu ou sur les boutons d'un jeune bébé),
un gel, une pommade
d) une ampoule
e) des gouttes (en langage familier on va dire pour un collyre à instiller : mettre des gouttes
dans les yeux), un suppositoire (en langage familier, au lieu de dire « introduire »), un ovule
(familier, au lieu d'« introduire »), un patch (au lieu de coller, appliquer.)

27 **1.** h) – **2.** c) – **3.** i) – **4.** f) – **5.** d) – **6.** e) – **7.** a) – **8.** j) – **9.** g) – **10.** b).

28 **a)** rayer « granules » – **b)** rayer « sirop », « gélule », « gouttes nasales » –
c) les « gouttes nasales » ne se vendent pas en bouteilles, mais en petits flacons.

29 *Du plus petit au plus grand :* **1.** h) b) *cuillère à café = 5 ml* – e) *cuillère à dessert*
= 10 ml – d) *cuillère à soupe = 15 ml* – g) a) – **2.** d) a) b).

30 1 – 4 – 3 – 7 – 6 – 5 – 2.
D'abord on choisit une maladie qu'on ne sait pas guérir, puis on essaie de mieux connaître
la maladie ; ensuite on trouve un moyen de la combattre, une nouvelle molécule ; après
avoir testé cette molécule sur les animaux, on la teste sur les humains, on juge alors de son
efficacité et de sa qualité, et enfin on l'autorise dans les pharmacies.

31 Le principe actif – l'excipient – le principe actif – les excipients

32 **1.** soulager – **2.** prévenir – **3.** guérir et soigner

33 **1.** antibiotiques – **2.** hypocholesterolémiants – **3.** antiacnéique – **4.** anti-ulcéreux
(ou anti-acide) – **5.** antidépresseurs.

34 **1.** V – **2.** F – **3.** F – **4.** V – **5.** V – **6.** V – **7.** F – **8.** V – **9.** V – **10.** V – **11.** V – **12.** F.

35 Le numéro d'inscription du médecin au conseil de l'ordre, et le nombre de renouvellements ne figurent pas sur cette ordonnance. Le mode d'emploi y figure, ce qui est assez rare sur une ordonnance.

36 3. – 14. – 5. – 8. – 1. – 6. – 9. – 7. – 11. – 10. – 12. – 2. – 13.

37 1. b) – **2.** c) – **3.** b) – **4.** b) – **5.** b).

38 1. C'est un médicament contre la douleur (antalgique), qui fait aussi tomber la fièvre (antipyrétique).
2. Pour adulte : en comprimé, en poudre en sachet, en suppositoire. / pour enfant : en poudre et en suppositoire.
3. Pour un enfant de 6 ans : Sachet Jeune enfant, 1 ou 2 sachet(s) trois fois par jour ou 1 suppositoire Jeune enfant, 3 à 4 fois par jour.
4. C'est un médicament qui a de nombreuses indications et qui est bien supporté à tous âges.

39 Les médecins avaient tendance à prescrire trop d'antibiotiques surtout dans le cas de maladies infantiles, or ces maladies sont bien souvent d'origine virale et non infectieuse. Cette campagne publicitaire nous incite à consommer moins d'antibiotiques.

40 Comme – aussi – la même – que – mêmes – que – moins – que.

41 C'est un médicament **qui** a la même efficacité et la même qualité que le médicament habituel, un médicament **que** le médecin ou le pharmacien peut prescrire à la place du médicament de marque ; c'est un médicament **dont** on est remboursé de la même façon que les autres et **grâce auquel** la Sécurité sociale va réaliser des économies pour rembourser d'autres soins.

42 « *Les génériques, c'est automatique parce que c'est économique* »
« *Les génériques, un réflexe automatique* »
« *Les génériques, c'est bénéfique* »
« *Une année historique, stratégique et économique : c'est l'année du médicament générique* »

43 Réponse libre.

44 1. cotise – **2.** consulte, l'ausculte, prescrit – **3.** paie – **4.** remboursée, dépensées – **5.** prélevée.

Chapitre 3   Vaccins et examens médicaux

45 1. F – **2.** F – **3.** F – **4.** F – **5.** V – **6.** V.

46 a) adulte – **b)** rappels – **c)** être protégé – **d)** délai – **e)** injections – **f)** la rubéole – **g)** femmes – **h)** antigrippal.

47 1. F – **2.** F – **3.** F – **4.** F – **5.** F – **6.** F – **7.** F.

48 a) n° 4 – **b)** n° 2, au cabinet de radiologie et au laboratoire d'analyses – **c)** n° 3, au cabinet radiologique – **d)** n° 1, au centre de radiologie – **e)** n° 5, au centre d'imagerie médicale.

49 1. une infirmière – **2.** effectue un prélèvement de sang – **3.** sur un malade – **4.** au laboratoire d'analyses – **5.** en piquant dans une veine dans le pli du coude, après avoir désinfecté la peau et effectué un garrot sur le bras – **6.** pour analyser le sang du patient, par exemple doser son taux de globules blancs, de cholestérol, etc.

50 – Le plasma : transport des éléments nutritifs
– Les globules rouges (hématies) : transport des gaz respiratoires
– Les globules blancs (leucocytes) : défense de l'organisme
– Les plaquettes (thrombocytes) : coagulation ou hémostase

51 a) âge – **b)** grossesse – **c)** anémie – **d)** inflammation.

page 40

52 1. Dupont Jean – **2.** 55 ans – **3.** Docteur Candat Paul – **4.** Yves Xavier : pharmacien biologiste et Guy Durand : médecin biologiste – **5.** le 25/05/04 – **6.** un taux d'hématies élevé – **7.** un taux d'hémoglobine supérieur à la normale – **8.** un taux de plaquettes normal – **9.** la VS effectuée lors de ce prélèvement (25/05/04) est supérieure à celle effectuée lors du précédent examen, c'est-à-dire le 13/06/02. Elle est passée de 14 à 8.

page 41

53 1. c) – **2.** b), c), d) – **3.** a), b), c), d).

page 43

54 1. a), b) – **2.** c) – **3.** a), c).

55 **a)** dont – **b)** que – **c)** dont – **d)** qui – **e)** dans lequel – **f)** sur lequel – **g)** grâce auxquelles.

56 1. Le corps du patient est allongé sur une couchette confortable. – **2.** Les informations sont analysées par un ordinateur. – **3.** La médecine a été révolutionnée par le scanner.

page 44

57

	Le scanner ou tomodensitométrie TDM	Échographie	IRM
Préparation avant l'examen.	Injection liquide iodé	Badigeonnage externe de gel conducteur	Enlever les objets métalliques, boules quies, prise éventuelle d'un anxiolytique
Mode d'exploration.	Rayons X	Ultrasons	Résonance magnétique nucléaire
Parties du corps explorées.	Toutes	Organes internes, surveillance de l'embryon du fœtus.	Système nerveux, os, tous les organes.
Effets indésirables ou secondaires.	Liés à l'irradiation	Aucun	Long, bruyant, immobilité parfaite
Permet de diagnostiquer.	Tumeurs	Dépistage de tumeurs, malformations fœtales	Lésions modifiant les tissus, tumeur

page 45

58 1. **La mammographie** est un examen radiologique qui permet de dépister toutes les affections du sein, anomalies bénignes ou cancers.
Une mammographie est pratiquée dans deux circonstances : dépistage systématique ou diagnostic d'une maladie clinique. Deux clichés sont réalisés ; l'un de face, l'autre en oblique externe.
La mammographie permet aussi de déceler des cancers non détectables à la palpation du sein.
Les contre-indications : les doses de rayons « X » étant très faibles, il n'y a pas de risque de développer un cancer, toutefois les femmes enceintes doivent signaler leur grossesse au médecin, avant l'examen. La mammographie doit être réalisée entre le 8e et le 12e jour du cycle.
2. La radiographie : découverte il y a plus d'un siècle, cette technique utilise les rayons X.
Une fois que les rayons X ont traversé le corps, ils forment une image qui impressionne un film radiographique (comme pour une photographie) plus ou moins noirci en fonction de l'organe traversé. La radio ressemble ainsi à une ombre chinoise où les os apparaissent en blanc et les structures moins denses (comme les poumons) en noir.
L'irradiation liée à une radiographie est faible mais non négligeable. De très nombreux examens reposent sur la technique de la radiographie (scanner, coronarographie, phlébographie…).
Un examen radiographique ne demande aucune préparation particulière. Sa seule contre-indication est la grossesse dans les trois premiers mois.
Les radiographies sont surtout utilisées pour l'étude du cœur et des poumons ainsi que du squelette.
3. L'écho doppler cardiaque
L'écho-cardiographie est une technique d'exploration du cœur par les ultrasons : elle est indolore. Elle permet d'observer la contraction du muscle cardiaque et le mouvement des valves.

Grâce au Doppler, on peut observer la circulation du sang au sein des cavités cardiaques et à travers les valves, et mesurer avec précision la vitesse d'écoulement du sang à leur niveau. L'écho Doppler permet d'évaluer toutes les atteintes « mécaniques du cœur », les maladies des valves cardiaques. Ces sortes de « clapets antiretour » intra cardiaques peuvent présenter :
– un rétrécissement : l'échographie montre l'épaississement et la diminution de l'ouverture des valves ;
– des insuffisances.

4. L'endoscopie digestive

L'endoscopie est un examen qui consiste à introduire dans le corps, par un orifice naturel, un fibroscope pour examiner un organe.

Pour l'endoscopie digestive, après anesthésie de la bouche et de la gorge, on introduit le fibroscope dans la bouche, l'œsophage et l'estomac jusqu'à la première partie de l'intestin que l'on appelle le duodénum. Il faut être à jeun pendant cet examen et il ne faut ni manger ni boire pendant les deux heures qui suivent. Le passage du tube est très désagréable, il peut entraîner un réflexe nauséeux important et douloureux malgré l'anesthésie.

La coloscopie, examen du rectum et du colon, nécessite une préparation minutieuse car il faut libérer le colon et le rectum ; il est nécessaire de suivre un régime particulier dans les jours qui précèdent l'examen et dans les heures qui précèdent l'examen, boire plusieurs litres d'un produit spécial afin de vider le colon ; lors de la coloscopie, le médecin étudie le rectum puis les parois du colon ; il peut faire des prélèvements. En cas de polypes, il est possible de les retirer à l'aide du coloscope.

5. L'ostéodensitométrie

Le vieillissement de l'être humain se traduit par la perte de la masse osseuse. Elle s'accélère au moment de la ménopause chez la femme, si cette perte est trop importante elle accroît le risque de fracture.

Depuis quelques années les médecins disposent d'une technique d'imagerie qui permet de calculer précisément la perte de masse osseuse et donc de diagnostiquer une suspicion **d'ostéoporose**. Cet examen, l'ostéodensitométrie, est la mesure de la quantité de calcium contenue dans les os (fémur et rachis).

Un faisceau d'énergie traverse la structure osseuse ; on mesure la quantité d'énergie avant et après la traversée de l'os, la différence entre les deux mesures indique la quantité d'énergie absorbée et renseigne sur la densité osseuse, cette dernière est alors comparée à la moyenne d'une population normale.

6. La coronographie permet de voir les artères du cœur.

Cet examen utilise les rayons X et un produit de contraste à base d'iode.

Son principe consiste à rendre visibles (opacifier) les artères coronaires qui irriguent le cœur. Un cathéter est introduit dans le vaisseau pour injecter le produit de contraste qui se mélange au sang : le système vasculaire apparaît sur les clichés radiologiques grâce aux propriétés radio-opaques de l'iode.

Cet examen est pratiqué par un radiologue, il dure de 30 minutes à 1 heure.

La mise en place du cathéter dans le vaisseau est le moment le plus désagréable de l'examen. L'anesthésie locale permet de ne pas avoir mal. L'injection du produit entraînera une sensation de chaleur dans le membre perfusé, puis dans tout le corps.

Cet examen sert à dépister des anomalies de circulation sanguine dues à un obstacle, il sert aussi à intervenir sur le vaisseau en le dilatant si besoin (c'est l'angioplastie). Il précise le nombre et le siège des lésions. Il peut mesurer les pressions à l'intérieur des cavités cardiaques.

Chapitre 4 L'hôpital

page 47

59 1. e) – 2. f) – 3. c) – 4. d) – 5. b) – 6. a).

60 1. e) – 2. f) – 3. d) – 4. c) – 5. b) – 6. a).

page 48

61 La profession de sage-femme est une profession médicale qui nécessite une formation de 5 années au total. Après l'obtention du baccalauréat, les étudiants suivent la première année de médecine (PCM1) puis ils sont admis à l'école des sages-femmes en fonction de leur classement au concours de cette première année de médecine. La durée des études à l'école de sages-femmes est alors de 4 ans qui se subdivisent en un enseignement théorique de 1 820 heures et un enseignement pratique de 4 370 heures.

62 **1.** vaisseaux – **2.** cœur – **3.** cellules – **4.** peau – **6.** vieillissement de toutes les parties du corps – **7.** femme – **10.** système nerveux – **11.** de l'oreille, du nez, du larynx – **12.** enfants – **13.** du poumon – **14.** pied.

63 Généticien – dermatologue – endocrinologue – gériatre – gynécologue – hématologue – homéopathe – néphrologue – phoniatre – neurologue – obstétricien – orthopédiste – pédiatre – ophtalmologiste.

64 **1.** -logue – **2.** -iste – **3.** -ien – **4.** -atre.

65 **1.** e – **2.** c – **3.** d – **4.** a – **5.** b – **6.** f.

66 **1.** Hématologie : le sang – **2.** Ophtalmologie : l'œil – **3.** Gastroentérologie : l'estomac et les intestins, le système digestif – **4.** Endocrinologie : les glandes et le système hormonal – **5.** Oncologie : étude des tumeurs cancéreuses.

67 **1.** pédiatrie – **2.** gériatrie – **3.** bureau des admissions – **4.** d'obstétrique – **5.** kinésithérapie – **6.** radiologie.

68 *N.B. : les détails entre parenthèses peuvent être omis dans la conversation.*
Vous remontez du sous-sol (en prenant l'escalier) puis vous prenez la galerie sur votre gauche (en laissant sur votre droite le bureau des admissions). Vous prenez la galerie (en longeant le jardin de promenade et arrivez au niveau du service de psychiatrie).
Au bout, vous verrez juste à droite (du service de psychiatrie), le service d'urologie.

69 **1.** à côté – **2.** de chirurgie et de stomatologie. – **3.** au rez-de-chaussée. – **4.** la radiologie. – **5.** chirurgie au même étage que celui de stomatologie mais dans l'aile opposée.

70 **1.** b) – **2.** e) – **3.** d) – **4.** a) – **5.** f) – **6.** c) – **7.** g).

71 **1.** c) – **2.** d) – **3.** a), b), c), d) – **4.** a) – **5.** a), b), d), e).
6. SAMU : Service d'Aide Médicale Urgente
CHU : Centre Hospitalier Universitaire
CHR : Centre Hospitalier Régional
CH : Centre Hospitalier
SOS médecins : c'est un service d'urgence, constitué de médecins qui consultent en urgence à domicile à toute heure de la nuit, les week-end et jours fériés.
Le service de réa : le service de réanimation
Les kinés : les kinésithérapeutes

72 Cas d'urgence les plus graves : **4. 13. 5. 6. 7. 8. 9. 10. 19.**
Cas d'urgence les moins graves : **1. 2. 3. 11. 12. 14. 15. 16. 17.**

73 **1.** 2 patients.
2. cas 1 : mal de dos – cas 2 : sciatique – cas 3 : auriculaire fracturé – cas 4 : un bébé qui ne voulait pas prendre son biberon.
74 **1.** c) – **2.** b), d).

75 **Problème :** – Encombrement des urgences.
Origine : – Affolement des parents pendant l'épidémie de bronchiolite.
– Les Français se précipitent aux urgences pour un oui, pour un non.
– Les malades ne font pas appel au médecin de garde le week-end.
– Aux urgences on ne paye rien !
Solutions : – La prise en charge des bébés atteints de bronchiolite par les kinés qui sont, dans ce cas, les mieux qualifiés pour les soigner.
– Des associations qui informent, rassurent et orientent les mamans vers les kinés.
– Des patients plus raisonnables qui ne viendraient pas aux urgences pour une simple toux.
Résumé :
Les urgences pédiatriques sont souvent débordées lors d'une épidémie de bronchiolite, en effet, beaucoup de parents inquiets s'y présentent quelquefois pour une simple toux.
Il est vrai que les urgences sont accessibles 24 h sur 24, tous les jours et sont gratuites.

Mais des associations prennent le relais, rassurent les parents et les orientent vers les kinés qui vont désencombrer les voies respiratoires des bébés et ainsi désengorger les urgences pour laisser la place aux cas les plus graves et les plus urgents.

page 57

76 **Aspects positifs :** – travail passionnant, – être actif tout de suite et sous les ordres de personne, – un travail d'équipe, – prendre en charge la souffrance des malades, – mettre en place des techniques innovantes.

Aspects négatifs : – les cas psychiatriques qui font peur au début, – les personnes en état d'ébriété qui insultent les médecins, – et surtout le nombre d'heures faramineux, le salaire trop bas, l'impossibilité d'avoir une vie personnelle, ne plus avoir une minute à soi !

Chapitre 5   **L'hospitalisation en chirurgie cardiaque**

page 58

77 1. M – 2. F – 3. M – 4. F – 5. F – 6. F – 7. M.

page 59

78 1. h) – 2. c) – 3. e) – 4. b) – 5. d) – 6. a) – 7. i) – 8. g) – 9. f).

79 Aujourd'hui Annie quitte l'hôpital, elle sourit mais **le cœur n'y est pas**, son chirurgien, les infirmières, tout le personnel **au grand cœur** l'entoure, mais elle a peur de partir ; cette maladie, cette longue épreuve, lui ont **brisé le cœur**. Elle sait que la convalescence sera longue et difficile ; elle pense que la famille et les amies se détacheront peu à peu d'elle, désormais à **qui ouvrira-t-elle son cœur ?** Debout pour la première fois depuis longtemps, elle **a le cœur qui bat**, malgré le bras de son mari qui la soutient, elle **a le cœur au bord des lèvres**, et il semble que tout tourne autour d'elle.

page 60

80 1. b), c) – 2. b) – 3. b).

81 Reins – reproduction – os – articulations

page 61

82 1. entre, au milieu – 2. sous – 3. l'intérieur – 4. autour du – 5. partie supérieure, au-dessus de – 6. inférieures – 7. supérieure.

83 1. Le cœur b) **est divisé** / e) **se divise** en 4 cavités.
2. Le cœur a) **comprend** / b) **possède** / c) **a** des artères et des vaisseaux.
3. Le cœur b) **est une composante** / d) **est une partie** du système cardiovasculaire.
4. Le cœur, du sang, des vaisseaux a) **constituent** / b) **composent** le système vasculaire.
5. Le myocarde a) **constitue** la partie contractile de la paroi du cœur.

84 1. a) par minute – 2. c) une fois par jour – 3. a) une minute – 4. c) tout au long de – 5. a) continuellement / b) en permanence.

page 62

85 propulsé – oxygène – les tissus du corps – sang – la succession.

86 Au repos, le cœur du sportif bat plus lentement que celui du sédentaire. C'est la bradycardie du sportif, si la fréquence normale du sédentaire est voisine de 65 à 75 battements par minute, celle des athlètes est voisine de 45 à 55 battements par minute et des fréquences cardiaques de 28 à 32 battements par minute ont été observées. Heureusement chez les sportifs comme chez les sédentaires, au cours de l'effort, le cœur s'accélère normalement.

page 63

87 1. b) – 2. a) – 3. b) – 4. a).

page 65

88 1. La cardiologie : l'étude du cœur et de ses affections.
2. Le myocarde : muscle du cœur, le myocarde est un tissu musculaire formé de fibres et constituant la partie contractile de la paroi du cœur.
3. Le péricarde : membrane entourant le cœur, formée de deux feuillets.
4. L'endocarde : membrane intérieure, membrane tapissant les cavités du cœur. C'est la tunique la plus interne du cœur.
5. Cardiopathie : terme générique désignant une maladie du cœur.
6. Cardiotomie : Incision chirurgicale du cœur.
7. L'endocardite : l'inflammation de la tunique interne du cœur.
L'angiographie : radiographie des vaisseaux du cœur.

89 1. et 2. a) Les artères rétrécissent → le rétrécissement des artères

b) Les dépôts graisseux s'accumulent sur les parois → l'accumulation des dépôts graisseux

h) Les artères se bouchent → l'occlusion des artères

c) Le cœur apporte insuffisamment de sang au muscle → apport insuffisant de sang au cœur, réduction de l'apport de sang au muscle

d) Le malade souffre de douleurs dans la poitrine → souffrance du malade, douleurs dans la poitrine

e) Le cas s'aggrave → aggravation du cas

f) Cela aboutit à une crise cardiaque → aboutissement à une crise cardiaque

g) Le cœur s'arrête → arrêt cardiaque

3. L'infarctus du myocarde ou crise cardiaque survient quand l'apport de sang au cœur est insuffisant à la suite d'une occlusion des artères coronaires, due à une accumulation de dépôts graisseux sur les parois. Une crise cardiaque aura lieu en cas d'occlusion permanente d'une artère, ou d'un blocage d'une durée supérieure à 30 minutes ; dans ce dernier cas, le myocarde, région irriguée par l'artère coronaire, est privé d'oxygène et d'éléments nutritifs pendant trop longtemps, ce qui provoque une lésion irréversible ou nécrose.

page 66

90 1. se rétrécir – 2. s'amincir – 3. s'affaiblir – 4. se fragiliser – 5. grossir – 6. s'aggraver – 7. devenir irrégulier.

91 En ne buvant pas d'alcool, en évitant les graisses, en faisant du sport, en observant les campagnes…

page 68

92 Suite à une accumulation de graisses dans les artères, il arrive que les coronaires se bouchent plus ou moins jusqu'à empêcher toute irrigation du cœur ce qui déclenche un infarctus du myocarde.

On opère les personnes âgées qui, au moindre mouvement, souffrent de douleurs dans la poitrine, qui se fatiguent vite car leurs douleurs résultent souvent de cette obstruction des artères coronaires, les vaisseaux qui alimentent le cœur en oxygène, ces vaisseaux, issus d'une ramification de l'aorte, sont solidaires du cœur.

L'opération est le pontage coronarien, celui-ci est banal (8 000 personnes par an en subissent un), il dure de 3 à 6 heures :

On relie par des vaisseaux des grosses artères coronaires en aval des rétrécissements, afin que le sang contourne les zones obstruées. Pour remplacer l'artère malade, les chirurgiens utilisent soit des greffons artériels (des artères déviées à proximité du cœur) soit des greffons veineux (des segments de veine) prélevés dans la jambe.

93 C'est un service de chirurgie cardiaque de 19 lits, avec une unité de soins intensifs intégrée de 6 lits. On y pratique plus de 2 000 consultations par an, avec des échographies, des tests de l'effort une fois sur deux environ, 815 holters ECG et près de 300 coronographies par an. Une bonne centaine de stimulateurs cardiaques y sont posés chaque année, etc.

94 composée – équipée – assurées – mobilisée – assurée – désigné – formées.

La tournure est le passif. Ici, la présentation se fait au présent du passif.

page 69

95

Catherine Prali
12 chemin de la Poudrière
81 Albi
06 20 34 44 44   Albi, le 2 février 2004

Madame, Monsieur,

En réponse à votre annonce du 20/01/04, je me permets de vous écrire pour vous présenter ma candidature. Je suis infirmière diplômée d'État spécialisée en bloc opératoire (IBODE) depuis deux ans et souhaite, pour des raisons familiales, travailler sur Villefranche. J'étais en poste jusqu'à présent à l'hôpital d'Albi, dans le Tarn, au service d'urologie du professeur Terrasson. J'ai bien conscience que votre offre concerne un service de chirurgie cardiaque et suis prête à recevoir une formation complémentaire pour satisfaire à vos besoins. Je quitte mes fonctions à l'hôpital d'Albi en mai prochain et n'envisage pas de prendre de congé cet été. Si ma candidature vous convient, je pourrais donc être à Villefranche dès juin. Étant encore jeune dans la carrière, j'espère devenir dans les années à venir surveillante en chef dans un service dynamique, toujours orienté vers la chirurgie.

En souhaitant avoir l'opportunité de vous rencontrer, je vous prie d'agréer, Madame, Monsieur, mes salutations respectueuses.

Catherine Prali

Chapitre 6   Profession infirmière

page 71

96 1. b) – 2. c) – 3. b) – 4. b) – 5. Aucune des réponses n'est juste. On peut valider les acquis et ne pas suivre toute la formation de trois ans, on peut travailler dans une maternité, un service de personnes âgées, un service de chirurgie esthétique et ne pas être forcément au contact de personnes très gravement malades, on peut être infirmière scolaire et ne pas avoir de gardes de nuit.

page 72

97 Exercice oral. Réponse libre.

page 73

98 1. b) – 2. c) – 3. a) – 4. f) – 5. e) – 6. d) – 7. h) – 8. g).
2. Le système nerveux cérébro-spinal est constitué de l'encéphale, de la moelle épinière et des nerfs.
3. L'appareil circulatoire comprend le sang, le cœur et les vaisseaux.
4. L'appareil respiratoire se divise en voies respiratoires et poumons.
5. L'appareil urinaire se compose des reins, des glandes surrénales et des voies urinaires.
6. L'appareil génital féminin est formé des ovaires, des trompes de Fallope, de l'utérus et du vagin.
7. L'appareil génital masculin comprend le pénis, les testicules, la prostate.
8. Le système endocrinien est constitué de l'hypophyse, de la thyroïde, des glandes surrénales.

page 74

99 1. a) – 2. j) – 3. e) – 4. i) – 5. h) – 6. g) – 7. b) – 8. f) – 9. c) – 10. d).
100 1. a) f) g) – 2. b) c) h) – 3. d) e) i) k) – 4. j).

page 75

101 Le bon ordre est : 1. c) – 2. g) – 3. f) – 4. a) – 5. e) – 6. b) – 7. d).

page 76

102 procurez-les vous – conformez-vous – respectez – maintenez – bougez – ne marchez pas – n'introduisez pas – ne mouillez pas.

page 77

103 Diluer – Immerger – Diluer – Effectuer – Remplir – Employer – Nettoyer – Sortir.

page 78

104 Rince la plaie, sèche-la… tamponne bien, applique ensuite l'antiseptique. Surtout ne passe qu'une fois de haut en bas, puis observe la plaie, dépose les compresses… Enlève les gants, pose les pinces. Fixe le ruban, n'oublie pas de ranger le matériel et d'effectuer les transmissions à l'équipe.

page 79

105 *Certaines personnes apparaissent 2 fois.* 1. f) – 2. b) – 3. e) – 4. f) – 5. b) – 6. h) – 7. g) – 8. d) – 9. c) – 10. a) – 2. b) c) e) a) d).

page 80

106 1. V – 2. V – 3. V – 4. F.

page 81

107 1. Des parents à qui on demande ce qu'aurait pensé leur proche, qui vient de mourir, d'offrir ses organes, et qui semblent étonnés qu'on puisse parler de ça, quand on est en bonne santé.
2. Une personne qui va être greffée, pouvoir revivre, mener une vie normale, avoir des enfants.
3. Un médecin face à un refus de don d'organes.
4. Une personne en attente de greffe à qui on vient d'annoncer que sa greffe va avoir lieu aujourd'hui.
5. et 6. Des parents dans une extrême douleur, qui viennent de perdre leur enfant et qui ne peuvent même pas s'imaginer comment on peut leur demander un don d'organe.
7. L'OMS, organisation mondiale de la santé, qui commente des statistiques peu encourageantes.

N° d'éditeur : 10163956 - CGI - Octobre 2009
Imprimé en France par SEPEC - N° dossier : 090903104